甲状腺疾病自我保健上上策

（第2版）

名誉主编　赵家军　单忠艳　滕卫平

主　　编　刘　超　王晓东　徐书杭

副 主 编　褚晓秋　陈国芳　狄红杰

U0224327

中国协和医科大学出版社
北　京

图书在版编目（CIP）数据

甲状腺疾病自我保健上上策 / 刘超，王晓东，徐书杭主编. —
2版.—北京：中国协和医科大学出版社，2021.12
ISBN 978-7-5679-1895-5

Ⅰ.①甲… Ⅱ.①刘…②王…③徐… Ⅲ.①甲状腺疾病－诊
疗 Ⅳ.①R581

中国版本图书馆CIP数据核字（2021）第225427号

甲状腺疾病自我保健上上策（第2版）

主 编：刘 超 王晓东 徐书杭
责任编辑：田 奇
封面设计：许晓晨
责任校对：张 麓
责任印制：张 岱

出版发行：中国协和医科大学出版社
（北京市东城区东单三条9号 邮编100730 电话010-65260431）
网 址：www.pumcp.com
经 销：新华书店总店北京发行所
印 刷：北京联兴盛业印刷股份有限公司

开 本：880mm×1230mm 1/32
印 张：10.25
字 数：230千字
版 次：2021年12月第2版
印 次：2021年12月第1次印刷
定 价：68.00元

ISBN 978-7-5679-1895-5

编 者 名 单

编 者（以姓氏拼音为序）

包薇萍（南京中医药大学附属中西医结合医院）

陈 杰（南京中医药大学附属中西医结合医院）

陈国芳（南京中医药大学附属中西医结合医院）

程 清（南京中医药大学附属中西医结合医院）

褚晓秋（南京中医药大学附属中西医结合医院）

狄红杰（南京中医药大学附属江苏省第二中医院）

胡 欣（南京中医药大学附属中西医结合医院）

胡咏新（南京中医药大学附属中西医结合医院）

黄 菲（南京中医药大学附属苏州市中医医院）

刘 超（南京中医药大学附属中西医结合医院）

刘 媛（南京中医药大学附属中西医结合医院）

刘克冕（南京中医药大学附属中西医结合医院）

刘洲君（南京中医药大学附属中西医结合医院）

倪文婧（南京中医药大学附属中西医结合医院）

孙 宇（南京鼓楼医院集团宿迁市人民医院）

孙洪平（南京中医药大学附属中西医结合医院）

王晓东（南京医科大学第一附属医院）

王晓玮（南京中医药大学附属中西医结合医院）

相萍萍（南京中医药大学附属中西医结合医院）

谢绍锋（南京中医药大学附属中西医结合医院）

徐书杭（南京中医药大学附属中西医结合医院）

许　娟（南京中医药大学附属中西医结合医院）

杨　昱（南京医科大学附属江宁医院）

杨晶晶（南京中医药大学附属中西医结合医院）

张会峰（南京中医药大学附属江苏省中西医结合医院）

朱登月（南京中医药大学附属中西医结合医院）

内 容 提 要

　　本书共八个章节，以问答的形式系统、全面、深入浅出地介绍了关于甲状腺的基础知识，以及各类甲状腺常见疾病的诊断和治疗方法。

　　本书前两篇阐述了甲状腺的基础知识和常见的临床检查，三至六篇介绍甲状腺炎、甲状腺结节和甲状腺功能异常等各类甲状腺常见疾病的病因、临床诊治要点以及注意事项。第七篇结合现代化中医药研究的成果，详细地解读祖国医学视角下的甲状腺疾病、介绍中医药在甲状腺疾病防治中的作用，并特别指出一些中医中药诊治的常见误区。最后一篇由专业的营养医师、康复医师和心理医师撰写，向读者详细介绍甲状腺疾病患者的饮食、运动和心理调适等。

　　相信本书一定能帮助甲状腺疾病患者和临床医师更深入地了解甲状腺及其相关疾病，做好自我保健，提升生活质量。

前　　言

　　笔者多年来一直从事甲状腺疾病的基础研究和临床工作，也多次参加国内外大型的内分泌学术会议，发现一个有趣的现象：凡甲状腺疾病会议，前来参加学习的内分泌医师都特别多，经常座无虚席。这体现了广大内分泌专业医师认真好学的精神，同时，也反映出对甲状腺疾病知识的相对匮乏。目前，甲状腺疾病已经呈现出明显的"一高一低"态势，即高患病率和低知晓率。

　　甲状腺疾病包括甲状腺肿、甲状腺发育异常、甲状腺功能异常（包括甲状腺功能亢进症或减退症，亚临床甲状腺功能亢进症或减退症）、甲状腺炎症和甲状腺结节或肿瘤等。现在，上述甲状腺疾病在普通成人中的总体患病率已经达到20%，远超糖尿病（2014年最新的研究发现，中国人群糖尿病患病率高达11.6%）。许多患者都是在常规体检时发现甲状腺问题后来到医院就诊，其中，最多见的是甲状腺结节。为了保证优生优育，女性妊娠时需进行常规甲状腺功能筛查，不少孕妈妈拿着促甲状腺激素增高的检查报告非常紧张。与此同时，对于患者提出的问题，许多内分泌医师通常只能给出模棱两可的解释。

　　这就是当前甲状腺疾病诊治的困境：一方面，甲状腺疾病已呈现高发态势，但医师在这方面的知识却严重不足。另一方面，即便医师有认真学习的意愿，许多书本上的知识却不够完整或过于陈旧，难以学习到最全面、最前沿的甲状腺相关知识。甲状腺相关知识更新速度非常之快，令内分泌医师始料不及。过去5年内，国际国内多个内分泌学（协）会或机构都推出了各类甲状腺疾病的诊治指南，帮助临床医师规范地诊治甲状腺疾病。比如，美国和中国的指南都已经提出了妊娠期特异的甲状腺功能参考值范围，要求妊娠早期促甲状腺素的水平低于2.5mU/L；甲状腺结节的诊治中，超声及其引导下的穿刺已经成为常规手段。这些新的知识都需要在临床上得到进一步的推广，以提高临床医师诊治甲状腺疾病的业务水平。

为此，笔者邀请了国内知名的甲状腺专家滕卫平教授、单忠艳教授和赵家军教授，与江苏省中西医结合医院内分泌医师、营养医师、康复医师、中医专家和心理医师共同编撰此书。为方便非医学背景的读者理解，本书采用问答方式，逐个解析甲状腺疾病的相关知识点，并力求体现4个明显的特色。

一、内容全面丰富：本书涵盖绝大部分甲状腺的相关知识，从甲状腺的解剖、结构和功能到临床中患者经常遇到的甲状腺疾病，几乎囊括在临床中遇到的所有问题。

二、知识前沿新颖：对于甲状腺疾病的诊断和治疗，本书在保留传统经验的同时，结合了我们的临床实践，更参考了近5年来国内外甲状腺疾病诊治的指南，意在纠正诸多陈旧的观念，帮助普通读者和甲状腺专业医师更新观念。

三、中西医并举：本书列有中医中药篇，从中医学的角度来理解各类甲状腺疾病的病机和病因，提供我们在中西医结合诊治方面的经验，能够帮助读者消除中医诊治甲状腺疾病的误区。

四、多学科合作：甲状腺疾病治疗的饮食、运动和心理部分，由专业的营养医师、康复医师和心理医师亲自梳理编写，力求内容翔实、专业。

　　我们相信，本书不仅能回答普通读者尤其是甲状腺疾病患者的绝大部分问题，也能够帮助内分泌医师加深对甲状腺疾病的认识，进一步提高诊治水平。当然，限于水平和学识，本书定存不足之处，竭诚欢迎广大读者及专家批评指正。

刘　超　徐书杭

2014年7月8日于南京

再 版 前 言

自第1版图书问世，迄今已有7年的历程。我们原意是面向甲状腺疾病患者提供一本既专业又通俗的科普读本。在成稿过程中，考虑到甲状腺疾病的年轻患者较多，对科普书的需求既不再是拉家常式的大白话，也要避免过度深奥的专业描述。我们既保持相对的专业性，又对不少知识点进行了演绎，方便读者理解。因此，本书的风格是"严肃做科普"。自出版后，不少年轻的住培医师、进修医师阅读了此书后给予肯定的评价，这使得我们在欣慰之余，始终保持着谦虚之心。

甲状腺领域的知识更新极快。对甲状腺疾病的处理也日益个体化、精准化。因此，我们期待在再版中体现这些新知识，以帮助患者提高对甲状腺疾病的认识，年轻医师通晓甲状腺疾病的管理。

本书在以下几个方面做了重点的修订。

第一，甲状腺的辅助检查部分，增加了甲状腺弹性超声、超声造影、粗针活检和分子标志物检测等内容。

第二，在甲状腺结节与肿瘤部分，是更新最多的部分。除了进一步阐述甲状腺结节的危险因素，并根据最新指南梳理了甲状腺结节的诊治流程；进一步阐释了超声在甲状腺结节诊断中的作用和地位、甲状腺细针穿刺的指征；更新了良性甲状腺结节的治疗方法，阐述了良性甲状腺结节如何观察随访，甲状腺激素抑制治疗和无水乙醇注射治疗的效果如何，尤其是介绍了热消融治疗。

第三，甲状腺癌的管理是最值得关注的部分，进展较多。本版向读者介绍了低危甲状腺癌的积极观察和热消融治疗，并依据国内外指南介绍了分化型甲状腺癌术后的复发风险评估系统及随访中的动态评估系统；阐述了促甲状腺素抑制治疗的价值及副作用；甲状腺球蛋白在分化型甲状腺癌术后管理中的作用；科普了有关甲状腺癌的靶向治疗知识；增加了其他类型甲状腺癌的阐述，如髓样癌、未分化癌和淋巴瘤等；并增加了儿童和孕产妇甲状腺结节和肿瘤的知识。

第四，自身免疫性疾病的各章节内容也做了一定程度的更新，尤其是对妊娠期甲状腺疾病、亚临床甲状腺功能减退症、甲状腺相关性眼病、甲状腺危象等内容，都依据最新的指南和共识进行了梳理。

此外，我们在本书的其他部分都做了或多或少的更新，如碘与甲状腺疾病等。

由于甲状腺知识的更新速度较快，作者的能力和知识水平难免存在不足，本书可能存在值得改进之处。我们虽然本着"严肃做科普"的初心，但热切期待读者尤其是来自专业领域人士的反馈，以使得本书能尽善尽美，造福广大年轻医师和患者。

刘　超　王晓东　徐书杭
2021年10月20日

目　　录

一

基础知识篇

1. 什么是内分泌和内分泌疾病？

内分泌是相对于外分泌而言的。外分泌指与那些通过汗腺或者消化道等向机体外部分泌某些活性物质的分泌形式；内分泌则是生物活性物质（主要是激素）向机体内部分泌的模式。具有内分泌功能的细胞（图1）将产生的激素直接分泌到体液（如血液）中，并以体液为媒介，对靶细胞产生效应。激素就是由这些细胞产生的一类小分子物质，它们一旦与特定的细胞结合，就会发挥重要的作用。体内的激素众多，如甲状腺激素、肾上腺皮

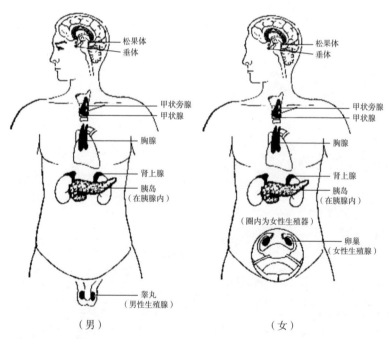

松果体
垂体

甲状旁腺
甲状腺

胸腺

肾上腺
胰岛
（在胰腺内）

睾丸
（男性生殖腺）

（男）

松果体
垂体

甲状旁腺
甲状腺

胸腺

肾上腺
胰岛
（在胰腺内）

（圈内为女性生殖器）

卵巢
（女性生殖腺）

（女）

图1　人的内分泌腺体

质激素、性激素、胰岛素和生长激素等。

内分泌系统是庞大的体液调节系统，由内分泌腺体及存在于某些脏器中具有内分泌功能的组织和细胞所组成。其主要功能是在神经系统支配下和物质代谢反馈基础上释放和调节激素，调节人体的生长、发育、生殖、代谢、病态和衰老等生命现象，并维持人体内环境的相对稳定。人体主要有九个主要的内分泌腺体：下丘脑、垂体、松果体、甲状腺、甲状旁腺、胸腺、肾上腺、胰岛和性腺（睾丸/卵巢）。内分泌组织是指散布于胃肠道、心脏、肾脏、血管、胎盘等器官的有内分泌功能的组织和细胞。近年来，人们发现，脂肪组织和肌肉组织也可以产生不同种类的激素或激素样物质。

内分泌疾病是由于内分泌腺体及组织发生病理改变所致。它包括先天畸形、炎症、肿瘤、损伤、感染、自身免疫和功能异常等。内分泌疾病可以引起人体多个系统或器官功能异常。相反，其他系统的疾病亦可影响内分泌系统的结构和功能。

2. 甲状腺是什么样的器官？

甲状腺是人体最大的内分泌器官，是位于颈前甲状软骨下方，气管两侧的"能量工厂"，或者可以被认为是人体的"发动机"，其产生的甲状腺激素对机体的能量代谢具有十分重要的调节作用。正常甲状腺分左、右两叶，中间以峡部相连，形似蝴蝶（图2），犹如盾甲，故名甲状腺。

甲状腺内存在大量的滤泡细胞，这些细胞可以分泌甲状腺激素，参与调节体内的各种代谢，并影响机体的生长和发育。另外，在滤泡上皮旁或滤泡间的间质组织中，散在有一类细胞，因为位

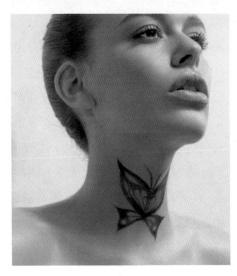

图2　甲状腺的形态

置处于滤泡旁边，故称为滤泡旁细胞（又称C细胞）。滤泡旁细胞分泌另一类激素——降钙素，主要调节机体的骨代谢。

3. 甲状腺的位置在哪里？

甲状腺重20～30克，女性稍大于男性。正常的甲状腺既不能看到，也不能触及。一般而言，甲状腺侧叶一般长4～5厘米，宽1～2厘米，厚2～3厘米，左、右两侧叶基本对称。

如图3所示，甲状腺位于颈部的前方，其两个侧叶贴附于喉下部和气管上部的前侧面，上达甲状软骨中部，下抵第6气管软骨环。中间以峡部相连，峡部多位于第2～4气管软骨环的前方。峡部可向上伸出锥状叶，为一舌状的突出，有时可达舌骨。形态可有不同程度的变异，峡部缺如者约占7%，有锥状叶者约占70%，可与左侧或右侧叶相连。

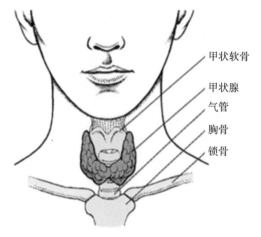

甲状软骨
甲状腺
气管
胸骨
锁骨

图3　甲状腺的位置

4。甲状腺为什么随吞咽动作而上下移动？

医师给患者进行甲状腺体检时通常会嘱咐患者做吞咽动作。此时，如果甲状腺出现了问题，我们可以看见或者触及肿大的甲状腺随吞咽而上下移动。甲状腺之所以跟随吞咽而移动，是因为其被两层膜所包绕，外层为甲状腺外被膜，内层为甲状腺固有被膜，它们虽然很薄，但紧贴甲状腺腺体。借助外层被膜，甲状腺可固定于气

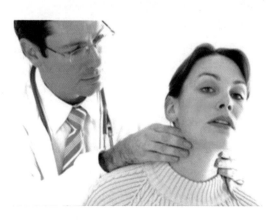

管和环状软骨上，还借助两叶上极内侧的悬韧带吊于甲状软骨上。因此，吞咽时甲状腺随喉向上下移动。当然，在正常情况下甲状腺无肿大时，即使吞咽亦不可见或触及甲状腺明显移动。

5。甲状腺邻近的神经有哪些？

甲状腺邻近的神经主要是喉返神经和喉上神经（图4）。

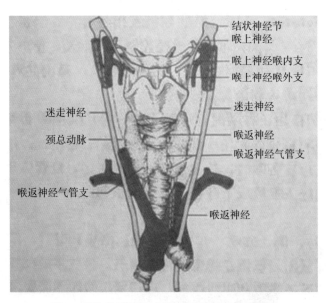

图4 甲状腺周围分布的喉返神经和喉上神经

喉返神经（图5）来自迷走神经的分支，行走在甲状腺背面气管、食管之间的沟内。之所以叫喉返神经，就是因为它本来顺着迷走神经在颈部从上向下行走，但在胸腔内的主动脉弓和锁骨下动脉绕行后，顺着两侧食管和气管之间向上行走。它多在甲状腺下动脉的分支间穿过，并支配声带运动。

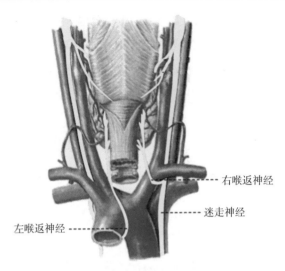

右喉返神经

迷走神经

左喉返神经

图5　喉返神经

左、右两侧的喉返神经有所不同。左侧的喉返神经起始于主动脉弓前由迷走神经分出，绕主动脉弓下方，沿气管、食管间沟上行，在环甲关节后方进入喉部，前支分布于喉内的内收肌，后支分布于喉内的外展肌。而右侧的喉返神经，则在右锁骨下动脉前方由右迷走神经分出向下，绕着右锁骨下动脉，然后沿气管、食管间沟上行，到环甲关节后方入喉。左侧绕行的位置较右侧更低，因此左侧喉返神经更长，且易受累，右侧较左侧表浅。

一旦喉返神经受损，会导致患者声音嘶哑。其损伤可由甲状腺过度肿大压迫所致，亦或是手术切断、缝扎、挫夹或牵拉过度、热消融损伤引起，少数由于血肿压迫或瘢痕组织的牵拉而发生。一侧喉返神经损伤所引起的声音嘶哑，可由健侧声带向患侧内收而好转。如是两侧喉返神经损伤，则会导致两侧声带麻痹，引起失音或严重的呼吸困难，此时需做气管切开，以避免窒息。

第二个重要的神经便是喉上神经。它也来自迷走神经，但与喉返神经不同，它是从上向下行走。分内外两支，内支（感觉支）分布在喉黏膜上，外支（运动支）与甲状腺上动脉贴近、同行，支配环甲肌，使声带紧张。喉上神经损伤多为结扎、切断甲状腺上动静脉时，离甲状腺腺体上极较远，未加仔细分离，连同周围组织大束结扎所引起。外支损伤，会使环甲肌瘫痪，引起声带松弛、音调降低。内支损伤，则使喉部黏膜感觉丧失，容易发生误咽和饮水呛咳，但一般经理疗后可自行恢复。

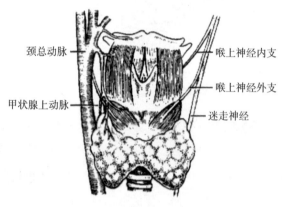

图6　喉上神经

6。甲状腺的血液供应靠哪些血管？

甲状腺的血液循环丰富，每克组织血流达4～6毫升/分钟，为一般组织的50倍左右。血液主要由两侧的甲状腺上动脉（颈外动脉的分支）和甲状腺下动脉（锁骨下动脉的分支）供应，其间有吻合支（图7）。静脉在甲状腺表面形成静脉丛，甲状腺有3条主要静脉，即甲状腺上、中、下静脉；甲状腺上、中静脉血液流入颈内静脉，甲状腺下静脉血液直接流入无名静脉。

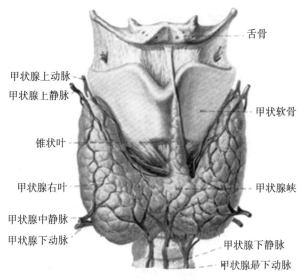

图7　甲状腺的血液供应

7. 异位甲状腺是什么意思？

　　甲状腺最为常见的位置是颈部。如果在人体其他部位生长出现的甲状腺，我们就称之为异位甲状腺，这与甲状腺胚胎发育的特点有关。如果颈部没有甲状腺，而其他部位有甲状腺，这种被称为迷走甲状腺。除了颈部甲状腺外，如果是在其他部位发现的甲状腺，一般被称为副甲状腺。

　　异位甲状腺可发生于甲状腺下降途径中的任何部位。如果甲状腺部分或全部未下降，停留在舌咽部，就是医学上所谓的"舌甲状腺"，这是最为常见的异位甲状腺，约占异位甲状腺的90%。前纵隔甲状腺次之，并通常发展为胸骨后甲状腺肿。其他少见的异位甲状腺可位于后纵隔、卵巢等处。

　　当异位甲状腺出现恶性肿瘤、腺体内出血或溃疡、功能亢进或者气管、食管等受压症状时，应考虑异位甲状腺切除。有时，女性患者因异位甲状腺造成美观问题，也可行甲状腺切除。但如切除仅有的异位甲状腺组织，可导致永久性甲状腺功能减退症，可能需要激素替代治疗。

8. 甲状腺是什么样的结构？

甲状腺的基本组织结构和功能单位是甲状腺滤泡（图8）。滤泡呈球形，直径15～500微米，滤泡中间为泡腔，内含粉红色黏胶样物——胶质体。

胶质内贮存有滤泡细胞分泌的甲状腺球蛋白。在球蛋白上，结合着许多可以释放入血的甲状腺激素。在正常情况下，贮存在甲状腺球蛋白上的甲状腺素可满足人体60～100天的代谢需要。滤泡的周边分布着一层排列较整齐的上皮细胞，称为甲状腺滤泡细胞或腺细胞。这些滤泡细胞的作用是摄取周围血液中的碘，合

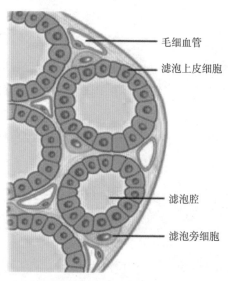

毛细血管

滤泡上皮细胞

滤泡腔

滤泡旁细胞

图8　甲状腺滤泡细胞

成甲状腺激素。另外，也可以通过把滤泡腔中的甲状腺球蛋白摄取进来，然后将甲状腺激素"解除"下来，释放到周围的毛细血管中，从而使甲状腺激素到达人体各个部位发挥作用。

滤泡细胞旁有少量体积较大的滤泡旁细胞，就是C细胞。

9. 甲状腺有哪些作用？

甲状腺的功能取决于其内部存在的细胞和结构。由滤泡旁细胞与滤泡细胞构成的滤泡是甲状腺发挥作用的基础。

滤泡细胞负责甲状腺激素的合成、储存和释放，甲状腺激素可以增加全身组织的氧消耗及热量产生，促进蛋白质、糖类和脂肪的分解，促进人体的生长发育，主要在出生后影响脑与长骨的发育。

滤泡旁细胞可分泌降钙素，参与人体的钙调节和骨代谢。

10. 甲状腺激素是怎样合成的？

甲状腺激素的合成过程包括三步（图9）：

第一步，甲状腺滤泡聚碘，就是把流经甲状腺滤泡附近毛细血管中的碘主动吸收到甲状腺滤泡细胞内。这个过程可不简单，因为滤泡细胞内的碘含量比血液中高许多，需要耗费能量才能完成。

第二步，进入滤泡上皮细胞的碘离子，在甲状腺内一个叫过氧化物酶的酶作用下被活化。

第三步，过程比较复杂，但至关重要，因为三碘甲腺原氨酸（T_3）和甲状腺素（T_4）将在此产生。碘化过程发生在甲状腺球蛋白一个叫酪氨酸残基的位置上。约10%的酪氨酸残基，

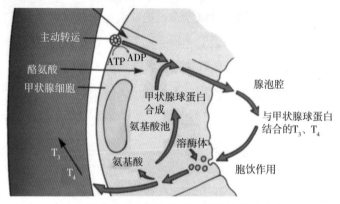

图9　甲状腺滤泡细胞合成与释放甲状腺激素

其苯环上的氢原子被碘原子取代或碘化，生成一碘酪氨酸残基（MIT）和二碘酪氨酸残基（DIT）。最终，两个分子的DIT偶联生成甲状腺激素中含量最高的T_4，而一个分子的MIT与一个分子的DIT发生偶联，形成了含量偏低但活性最强的T_3。此外，还能合成极少量的反T_3（rT_3）。

最终，滤泡腔中的甲状腺球蛋白，带着碘化合成好的T_3和T_4，被滤泡细胞通过胞饮作用"吃"进去，在细胞内解离，T_3、T_4再释放到血中，发挥生理作用。我们可以在外周血的实验室检验中测到这些T_3、T_4的浓度，并以此来判断甲状腺的功能。

11. 碘对甲状腺功能有什么影响？

碘是人体必需的微量元素，是"能量工厂"甲状腺制造甲状腺激素的主要原料（图10）。碘的摄入量会影响甲状腺激素的合成，故而能够影响甲状腺功能。过高或过低的碘都会引起甲状腺功能的异常。大部分摄入的碘被甲状腺滤泡细胞吸收，用于甲状腺激素的合成（图11）。

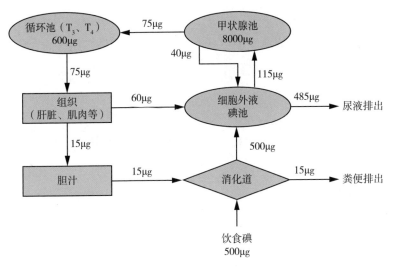

图10 碘在人体内的分布和代谢

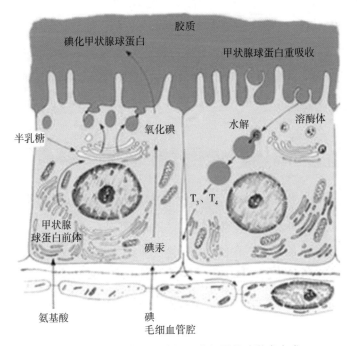

图11 甲状腺滤泡细胞摄入碘与甲状腺激素合成

如果人体长期碘摄入不足，可产生碘缺乏病，造成甲状腺激素合成减少，形成典型的甲减。尤其是存在碘缺乏问题的儿童，其正常的生长发育会受到不良影响，特别是对神经系统的作用，甚至会发生呆小症。相反，一旦碘过多就可产生过多的甲状腺激素而致甲亢。

值得一提的是，甲状腺存在一种保护性反应，称为碘阻滞效应。当人体内的碘升高到一定水平后，反而会抑制碘活化的过程，使甲状腺激素的合成减少。但是，长时间持续的高碘水平又会使该效应失效，产生碘阻滞的"脱逸现象"。此时，甲状腺激素合成会再次增多。

不过，也有一部分人因碘过多而致甲减，可能是因为长期过量碘的摄入，反而促使甲状腺炎发生，继而破坏了自身的滤泡细胞及其功能，或抑制了碘自身的有机化，从而导致甲状腺激素的合成障碍，产生甲减。

另外，如果碘摄入太少，可能会导致甲状腺体积增大，甚至形成甲状腺肿。碘摄入过多，则可能会导致甲状腺结节形成。

12. 甲状腺激素是怎样贮存和释放的？

如前所述，甲状腺滤泡细胞将碘摄入后进行活化，结合于甲状腺球蛋白上形成甲状腺激素，在滤泡腔内以胶质的形式贮存。这就是甲状腺激素贮存的两个特点：一是贮存于细胞外（滤泡腔内）；二是贮存的量很大。

当甲状腺滤泡细胞受到促甲状腺激素（TSH）刺激后，面朝滤泡腔的细胞那一侧（细胞顶端），向滤泡腔中伸出一个"伪足"，将滤泡腔内甲状腺球蛋白胶质小滴，通过吞饮作用"吞"

入滤泡细胞内。甲状腺球蛋白上含有T_4、T_3及其他多种碘化酪氨酸残基，被吞入后甲状腺球蛋白随即与"溶酶体"融合而形成"吞噬体"，并在溶酶体蛋白水解酶的作用下，将T_4、T_3、MIT和DIT从球蛋白上"解放"出来（图12）。

甲状腺球蛋白分子较大，一般不易进入血液循环，而MIT和DIT的分子虽然较小，但很快在脱碘酶的作用下而脱碘。脱下来的碘大部分贮存在甲状腺内，供重新利用合成激素，另一小部分碘从滤泡上皮细胞释出，进入血液。但T_4和T_3对腺泡上皮细胞内的脱碘酶并不敏感，因此，可迅速进入血液。此外，尚有微量的rT_3、MIT和DIT也可从甲状腺释放，进入血中。已经脱掉T_4、T_3、MIT和DIT的甲状腺球蛋白，则被溶酶体中的蛋白水解酶所水解。

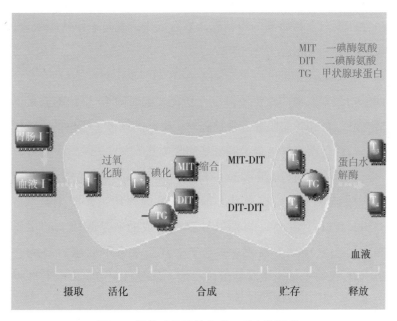

图12　甲状腺激素的合成、贮存和释放

13。甲状腺激素如何代谢？

外周血中的甲状腺激素主要包括 T_4 和 T_3。T就是甲状腺激素，数字3和4分别表示激素中含有的碘原子数量。T_4 是含量最大的甲状腺激素，全名叫四碘甲腺原氨酸。因为在20世纪刚刚可以开始检测甲状腺激素时，所能检测到的激素多为 T_4，所以人们就把 T_4 称为甲状腺素。而后来才能检测出来的 T_3 则保留了完整的名称，即三碘甲腺原氨酸。由于甲状腺激素不溶于水，所以它在血液中的转运必须依赖可溶于水的蛋白，主要包括甲状腺结合球蛋白和白蛋白。但有极少一部分甲状腺激素未结合到这些蛋白上，被称之游离甲状腺激素，包括游离 T_3 和游离 T_4。它们虽然含量较低，却是甲状腺激素发挥生理作用的"中坚力量"。血中结合在蛋白上与游离的甲状腺激素合起来，就是总甲状腺激素，包括总 T_3 和 T_4。

血浆 T_4 半衰期为7天，而 T_3 半衰期仅有 $1.5 \sim 3.0$ 天（半衰期是指激素在血中浓度下降一半所需要的时间）。甲状腺激素主要在肝、肾和骨骼肌等部位被降解。降解的途径主要包括脱碘代谢，与葡萄糖醛酸结合，脱氨基和脱羧基等方式。

脱碘是甲状腺激素最主要的降解方式。80%的 T_4 在外周组织脱碘酶（5′-脱碘酶或5-脱碘酶）的作用下，产生 T_3（占45%）与 rT_3（占55%）。由 T_4 脱碘而形成的 T_3 是人体 T_3 的主要来源，血液中的 T_3 有75%来自 T_4，其余来自甲状腺自身的合成。rT_3 仅有少量由甲状腺分泌，绝大部分是在组织内由 T_4 脱碘而来。

虽然血中 T_4 浓度是 T_3 的 $50 \sim 80$ 倍，但 T_3 的作用比 T_4 强5

倍，故可将T_4转化成T_3的脱碘酶活性会影响T_4在组织内发挥的作用。如T_4浓度减少，可使T_4转化为T_3增加，而使rT_3减少。另外，妊娠、饥饿、应激、代谢紊乱、肝病、肾衰竭等均会使T_4转化为rT_3增多。T_3或rT_3可再经脱碘变成二碘、一碘以及不含碘的甲状腺氨酸。

其余约20%的T_4与T_3在肝内降解，与葡萄糖醛酸或硫酸结合后，经胆汁排入小肠，绝大部分被小肠液进一步分解，随粪排出。极少一部分在小肠内被重吸收。

另外，还有少量的T_4与T_3在肝和肾组织脱氨基和羧基，分别形成四碘甲状腺醋酸与三碘甲状腺醋酸，并随尿排出体外。

14。什么是甲状腺激素的产热效应？

甲状腺激素可提高绝大多数组织耗氧率，增加产热量。有人估计，1毫克T_4可使组织产热增加，提高基础代谢率28%。给动物注射甲状腺激素后，需要经过一段较长时间的潜伏期才能出现生热作用。T_4为24～48小时，而T_3为18～36小时，T_3的生热作用比T_4强3～5倍，但持续时间较短。另外，甲状腺激素也能促进脂肪酸氧化，产生大量的热能。甲状腺产热作用也发生于骨骼肌、心肌、肝、肾等组织；而其他一些重要组织的耗氧量并不受甲状腺激素的影响，如脑、肺、性腺、皮肤等。

甲状腺功能亢进时，产热量增加，基础代谢率升高，患者喜凉怕热，极易出汗；反之，甲状腺功能减退时，产热量减少，基础代谢率降低。

15. 甲状腺激素对糖代谢的影响有哪些？

甲状腺激素可影响人体葡萄糖的代谢，主要表现在以下几个方面。

（1）促进小肠黏膜对葡萄糖的吸收。

（2）增强肝脏的糖原分解，抑制糖原合成，从而导致血中葡萄糖浓度增加。

（3）增强肾上腺素、胰高血糖素、皮质醇和生长激素的升高血糖作用。

（4）甲状腺激素也是升高血糖的应激激素，因此可抑制胰岛素的分泌，增加胰岛素抵抗。

（5）加强外周组织对糖的利用。

因此，甲状腺激素既可升高血糖，也可促进葡萄糖利用。甲状腺功能亢进时，血糖常升高，有时出现糖尿，甚者产生继发性糖尿病。轻型甲亢患者的血糖或糖耐量可维持在正常范围内，而重症患者可出现高血糖症或糖耐量减低。对于已经患有糖尿病的患者而言，合并甲亢时会出现血糖增高，降糖药物剂量会适当增加。对于发生甲减的患者，血糖可能轻度降低，合并糖尿病时，可能会出现血糖偏低，甚至低血糖的风险，降糖药物需要适当减量。

16. 甲状腺激素对脂肪代谢的影响有哪些？

甲状腺激素可促进脂肪酸氧化，增强脂肪的分解作用。T_4与

T_3既促进胆固醇的合成，又可通过肝加速胆固醇的降解，而且分解的速度超过合成的速度。所以，甲状腺功能亢进患者血中胆固醇含量常低于正常。

17. 甲状腺激素对蛋白质代谢的影响有哪些？

生理量的甲状腺素加速蛋白质与各种酶的生成，肌肉、肝与肾的蛋白质合成明显增加，细胞数量增多，体积增大。

在病理情况下，甲状腺激素分泌不足时，蛋白质合成减少，肌肉收缩无力，但组织间的黏蛋白增多，可引起黏液性水肿。而甲状腺素过多对蛋白质代谢的影响与其生理作用有质的差异。甲状腺分泌过多时，蛋白质分解明显加强，特别是促进骨骼肌蛋白质分解，使肌酐含量降低，肌肉收缩无力，导致甲亢性肌病、甲亢性蛋白质营养不良综合征等。

18. 甲状腺激素对发育与生长的影响有哪些？

甲状腺激素具有促进组织分化、生长与发育成熟的作用。对人类和哺乳动物，甲状腺激素是维持正常生长与发育不可缺少的激素，特别是对骨和脑的发育尤为重要。

甲状腺功能减退的儿童，表现为以智力迟钝、身体矮小为特征的呆小症，就是以前相对多见的克汀病。在胚胎期缺碘造成甲状腺激素合成不足，或出生后甲状腺功能减退，脑的发育障碍明显，脑各部位的神经细胞变小，轴突、树突与髓鞘均减少，胶质细胞数量也减少。神经组织内的蛋白质、磷脂以及各种重要的酶与递质的含量都减低（图13）。

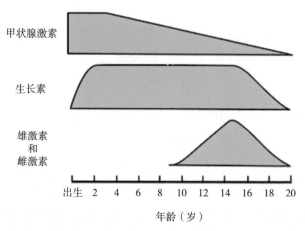

图13　甲状腺激素、生长激素和性激素对不同年龄生长发育的影响

另外，甲状腺激素刺激骨化中心发育，软骨骨化，促进长骨和牙齿的生长。值得提出的是，在胚胎期胎儿骨的生长甲状腺激素并非必需。所以，患先天性甲状腺发育不全的胎儿，出生后身长可以基本正常，但脑的发育已经受到不同程度的影响。在出生后数周至3～4个月，就会表现出明显的智力迟钝和长骨生长停滞。因此，应在缺碘地区预防呆小症的发生，在妊娠期注意补充碘。而且，必须抓住时机治疗呆小症，应在生后3个月之内，最好在出生后2周内开始，补给甲状腺激素，过迟则影响治疗效果。

19. 甲状腺激素对神经系统的影响有哪些？

如前所述，甲状腺激素可影响中枢神经系统的发育，同时对已分化成熟的神经系统活动也有作用。因此，即使对于儿童、青少年、成人，发生甲状腺功能异常，甲状腺激素的水平异常，也会影响神经系统。

甲状腺功能亢进时，大脑中枢神经系统的兴奋性增高，主要表现为注意力不易集中、过敏疑虑、多愁善感、喜怒失常、烦躁不安、睡眠不好而且多梦幻，以及肌肉纤颤等。

甲状腺功能低下时，中枢神经系统兴奋性降低，出现记忆力减退，说话和行动迟缓，淡漠无欲或终日嗜睡状态。

另外，甲状腺激素除了影响中枢神经系统活动外，也能兴奋交感神经系统，其作用机制还不十分清楚。

20. 甲状腺激素对心血管系统的影响有哪些？

甲状腺激素对心脏的活动有明显影响。T_4 与 T_3 可使心跳加快，即心率增快，心脏收缩的能力增强，心输出量与心做功增加。甲状腺功能亢进患者心动过速，心肌可因过度耗竭而致心力衰竭。

具体的机制包括：①甲状腺激素促进心肌细胞肌质网释放钙

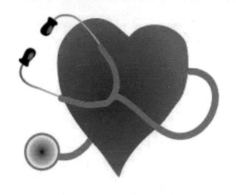

离子，从而激活与心肌收缩有关的蛋白质，增强收缩力。②甲状腺激素具有β肾上腺素能样作用，使肾上腺素能受体表达增加，这种作用在甲状腺激素过多时表现得较突出。甲亢患者会出现心动过速、心悸、出汗、不耐热、脉压增大、第一心音亢进、手抖及部分眼征等症状，均与甲状腺激素的作用有关。

21. 甲状腺激素对消化系统的影响有哪些？

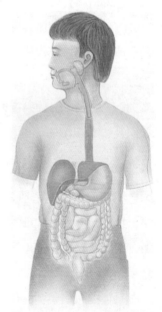

胃肠蠕动和消化吸收功能均受甲状腺激素的影响。甲状腺激素对胃肠功能的影响多是通过神经系统、胃肠激素或其他内分泌功能而发挥作用。甲亢时，胃肠蠕动加速，胃排空增快，肠吸收减少，甚至出现顽固性吸收不良性腹泻。相反，甲减时，可出现腹胀和便秘。

22. 甲状腺激素对水、电解质代谢的影响有哪些?

生理剂量的甲状腺激素可调节人体多种电解质的代谢,有利钠排水作用。甲减时,水钠潴留,组织间隙中含大量黏蛋白,具亲水性,黏蛋白大量积聚于皮下,吸附水分和盐类,出现特征性的黏液性水肿。甲亢可引起钙磷代谢紊乱,呈负钙、负氮、负磷及负镁平衡。尿钙、磷、镁排泄量增多,但血浓度一般正常。

23. 甲状腺激素对维生素代谢的影响有哪些?

甲状腺激素是人体维持维生素正常代谢所必需的激素。甲亢时,机体对维生素A、维生素B_1、维生素B_2、维生素B_6、维生素B_{12}、维生素C、烟酰胺等需要量均增加。如补充不足,可导致维生素缺乏症。甲减时,烟酸吸收和利用障碍,可出现烟酸缺乏症。由于胡萝卜素转化为维生素A和视黄醇受阻,血清胡萝卜素增高,皮肤可呈蜡黄色,多见于皮脂腺较丰富的部位。

24. 甲状腺激素对其他内分泌腺有何影响?

甲状腺可以影响人体多个具有内分泌功能的腺体,如胰腺、肾上腺、性腺等。

（1）胰岛：甲状腺激素对维持胰岛的正常功能非常重要。胰岛是人体胰腺内部散在分布的细胞群，具有分泌胰岛素、降低血糖的作用。当胰岛功能下降时，会导致血糖增高，甚至糖尿病。甲状腺激素能刺激胰岛细胞增生，胰岛素分泌增加，降解加速，从而影响葡萄糖的代谢。切除甲状腺后可使葡萄糖依赖性的胰岛素分泌降低。生理剂量的甲状腺激素替代可使其恢复正常反应。甲亢时，由于大量甲状腺激素的刺激，而导致不同程度的胰岛功能损害，因而诱发或加重糖尿病。甲状腺激素分泌不足时，胰岛素的分泌和降解减少，加上机体对胰岛素的需要量减少，对胰岛素的敏感性升高，因而可使糖尿病症状减轻。

（2）肾上腺：肾上腺是人体应对应激反应的重要内分泌器官。可以说，没有肾上腺，人体就无法应对外界的刺激，即使这个刺激很轻微。肾上腺可分为皮质与髓质两部分，皮质主要合成、分泌糖皮质激素（可的松）、盐皮质激素（醛固酮等）和性激素（雄激素与雌激素）等，髓质主要合成、分泌儿茶酚胺类激素，其功能影响人体全身。

甲状腺激素对肾上腺的影响表现为皮质及髓质两个方面。其对肾上腺皮质的影响表现为：①甲状腺激素对肾上腺皮质功能有刺激作用，过多可导致肾上腺的增生、肥大，过少可出现一定程度的肾上腺皮质萎缩。②甲状腺激素过多时，机体处于高代谢状态，皮质醇降解加速，从而使尿17-羟皮质醇排出量增加，而甲状腺激素过低时则合成减少。甲亢患者，长时间的高代谢状态，机体自身对皮质醇的需求量增加，造成肾上腺皮质储备功能不足，从而可以出现肾上腺皮质组织萎缩、功能减退乃至衰竭，而成为诱发甲状腺危象的原因之一。对肾上腺髓质的影响则表现为：①正常水平的甲状腺激素能刺激肾上腺髓质的分泌，并能增强儿茶酚胺的外周效应。②高水平的甲状腺激素，则使肾上腺髓质和神经末梢分泌儿茶酚胺减少。③甲状腺激素不足时，则儿茶酚胺分泌增加。

（3）性腺：正常水平的甲状腺激素对维持性腺功能及生殖能力非常重要。甲亢时，血清T_3、T_4水平升高，雌激素的分泌受到抑制，女性患者就可能会出现月经紊乱，如月经稀少或闭经。而甲减可导致女性患者表现为早期月经过多，晚期月经过少，甚至闭经，生育能力降低等。即使受孕也容易自然流产。相对而言，甲状腺激素异常对成年男性的性腺功能影响较女性小，但先天性男性甲减患者患生殖器官发育不良、第二性征发育不良的风险显著增加。

25. 机体如何调节甲状腺激素的分泌？

甲状腺激素的调节机制主要依赖下丘脑-垂体-甲状腺轴的负反馈调节（图14）。在正常条件下，当人体的温度感受器

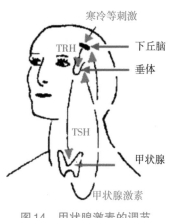

图14　甲状腺激素的调节

受到寒冷等刺激时，相应的神经冲动传到下丘脑。下丘脑就会分泌促甲状腺激素释放激素（TRH）。顾名思义，促甲状腺素释放激素，就是增加促甲状腺素（TSH）合成与释放的激素。因此，当TRH运输到垂体时，就促使垂体合成并分泌TSH。TSH，它的作用就如同它的名字"促甲状腺素"一般，当它随血液运输到甲状腺时，就促使甲状腺工作，增加甲状腺激素的合成和分泌。

有意思的是，人体内分泌系统有一个"上下级沟通反馈系统"。也就是说，当上级发出指令时，下级会根据该指令执行。当下级执行能力增强时，上级发出的指令也会相应地减少。因此，在上下级之间形成一个动态的反馈平衡，就是所谓的"负反馈"。下丘脑是垂体的上级，而垂体是甲状腺的上级。如果下级甲状腺产生的甲状腺激素过多，体内甲状腺激素的浓度高于正常水平，人体就会反馈性抑制其上级下丘脑和垂体的功能，这样就能减少TRH和TSH的合成和分泌。TSH减少了，甲状腺合成和分泌甲状腺激素的量也相应地减少。反过来，如果体内的甲状腺激素水平下降，就减少了对上级下丘脑和垂体的抑制，这样TRH和TSH的合成和分泌就会增加，它们又会进一步加强甲状腺的活动，以维持人体的甲状腺功能。

所以，不少患者看到化验单，会发现甲亢是TSH降低，T_4、T_3增高，而甲减是TSH增高，T_4、T_3降低。当然，有少数特殊的甲亢和甲减，可能会例外，这个需要咨询专业的内分泌医师。

26. 哪些因素可影响甲状腺的功能？

甲状腺功能受多重因素包括疾病状态的影响。其原因主要分为以下几大类。

（1）垂体疾病：由于垂体瘤导致TSH增多，过多的TSH可以增加甲状腺激素水平异常增高，结果发生甲亢，这种叫作垂体性甲亢。而垂体炎症、手术或缺血导致垂体功能下降，TSH生成不足，进而减少甲状腺激素的分泌，发生甲减，这被称为中枢性甲减，或继发性甲减。

（2）甲状腺疾病：甲亢主要是因自身免疫紊乱引起的甲状腺毒症，或由于有些甲状腺结节过多释放甲状腺激素所致。前者最常见的是一种叫"Graves病"的自身免疫性疾病，它有家族聚集倾向，在年轻女性中多见。而后者指的是高功能的甲状腺结节，由于结节产生了过多的甲状腺激素，导致患者出现甲亢症状。另外，如果长期慢性的甲状腺炎症、甲状腺手术或放射性核素治疗后导致甲状腺被损伤或破坏，或者患者存在先天性甲状腺发育不良，此时就会出现甲减。

（3）碘摄入不恰当：碘缺乏是以前造成甲减的常见原因。碘是甲状腺制造甲状腺激素的基本原料，饮食中碘过少会造成甲状腺激素合成减少。而过多的碘摄入可能诱发碘甲亢或甲状腺炎，也会出现甲状腺功能异常。

（4）环境污染：环境污染物含有大量的内分泌干扰物，尤其是环境雌激素的长期作用，可以影响甲状腺功能，导致甲状腺免疫功能失常，甚至诱发甲状腺结节和肿瘤。

（5）神经精神性疾病：不同类型的神经精神性疾病可以导致甲状腺功能的异常，尤其是长期的精神刺激或者神经性厌食。

（6）妊娠：妊娠期间，母体甲状腺功能会发生明显变化，表现为总甲状腺激素含量的增高，故临床参考值不同于一般人群。妊娠早期，TSH水平可以降低，甚至有患者出现短暂的甲亢症状。

妊娠中晚期，游离甲状腺素下降，甚至出现低T_4血症。

（7）其他：如服用过量的甲状腺激素（甲状腺片、左甲状腺素片，如优甲乐）或抗甲状腺药物（如甲巯咪唑或丙硫氧嘧啶）。

27. 妊娠期甲状腺的形态和功能有哪些变化？

妊娠过程中，母体的甲状腺发生一系列生理适应性变化，包括甲状腺功能和形态的改变。

甲状腺功能主要受胎盘大量分泌的人绒毛膜促性腺激素（HCG）和雌激素的影响。因为与TSH结构类似，HCG可以模拟TSH发挥作用，导致甲状腺激素水平增高。但是，由于甲状腺激素可以反过来调节TSH，因此甲状腺激素水平增高后导致了TSH下降。孕妇做甲状腺功能检查后发现，TSH接近正常值

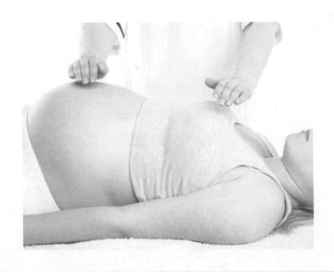

下限，甚至低于正常范围，但甲状腺激素仍在正常范围内，或轻度增高。这种情况在妊娠前3个月更为明显，因为此时HCG分泌明显增高，在孕8～10周时最为显著。另外，妊娠期胎盘可分泌大量雌激素。在高雌激素状态下，蛋白合成能力增强，甲状腺激素结合球蛋白的合成也明显增加。因此，在血中结合于这种球蛋白的甲状腺激素也相应增多。总甲状腺激素包含与蛋白结合以及未与蛋白结合，游离在血中的所有甲状腺激素，因而总甲状腺激素也增高了。所以，孕妇检查甲状腺功能时应注意检测总甲状腺激素（总T_4），并注意合理认识游离甲状腺激素水平的结果。

妊娠期间，甲状腺的形态也伴有一定的改变。因为妊娠期间肾脏对碘的清除率增加，而出现碘摄入量的相对不足，此时母体通过甲状腺体积的增大而维持正常的甲状腺生理功能。因为HCG具有模拟TSH的作用，也会促进甲状腺的增生。所以，妊娠期甲状腺的体积会有所增大。

28。甲状旁腺与甲状腺是什么关系？

甲状旁腺与甲状腺之间是亲密的邻里关系（图15），但却是两个性质和功能迥异的内分泌腺体。人体通常有4个甲状旁腺，左、右各一对，系扁椭圆形小体，棕黄色，形状、大小略似黄豆粒，均贴附于甲状腺侧叶的后缘，位于甲状腺被囊之外，有时也可埋藏于甲状腺组织中。上一对甲状旁腺一般位于甲状腺侧叶后缘中部附近处，下一对则在甲状腺下动脉的附近，约位于腺体后部下1/3处。

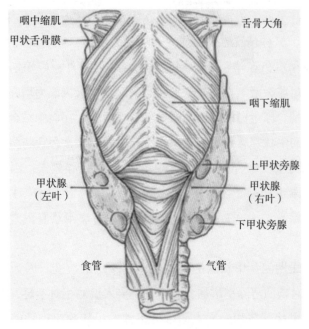

图15　甲状腺与甲状旁腺的背面图

29. 甲状旁腺的作用有哪些？

甲状旁腺是较小的内分泌器官，可分泌甲状旁腺激素（PTH）。PTH的靶器官主要是肾与骨，通过调节肾脏对钙磷的排泄以及骨中的钙磷释放入血，而起到调节钙磷的代谢、维持血中钙磷的平衡、保持骨骼的正常结构和更新的作用。

PTH分泌不足，可引起血钙下降，出现手足搐搦症，即所谓的抽筋；PTH过多，则引起骨质中的钙磷过多地释放入血，引起骨质疏松，容易发生骨折；而且血中的钙过高后，可能会沉积在人体多处器官，引起肾结石等。因此，当有些人出现上述症状时，应考虑是否与甲状旁腺功能失调有关。

30。出现哪些症状应考虑甲状腺疾病？

甲状腺疾病的症状主要可以分为以下三大类，如果有其中的部分症状，则可以怀疑是否患有甲状腺疾病。

（1）颈部症状：甲状腺疾病本身可表现为颈前局部改变，即甲状腺肿大。如果在颈前能够触摸或看见肿物，则应考虑患甲状腺疾病的可能。

亚急性甲状腺炎患者可继于上呼吸道感染后出现颈前肿痛、触痛、压痛明显，疼痛可向胸部，耳后和枕部放射；吞咽、说话或转动颈部时可加重疼痛。

单纯性甲状腺肿以颈前无痛性肿大为主要表现，病情严重时可出现呼吸或吞咽困难。如果出现喉返神经受累，可表现有声音嘶哑。

甲状腺肿瘤多表现为颈部单个或多个结节性肿块。恶性肿瘤质地偏硬，形态不规则，边缘不清楚，活动度差，生长较快。

（2）甲状腺激素引起的代谢症状：甲状腺激素的分泌过多或过少，亦可出现全身表现，可以引起人体代谢水平的增加或减少，还可以影响全身多种器官和系统，如消化、心血管、血液和生殖系统等。

甲状腺功能亢进时，血液中甲状腺激素水平升高，可引起心悸（慌）、气短、怕热、多汗、焦躁不安、食欲亢进、消瘦、突眼、手抖及排便次数增多、月经紊乱等全身症状。

甲状腺功能减退时血液中甲状腺激素水平降低，表现为怕冷、乏力、汗少、食欲缺乏、便秘、体重增加、健忘、反应迟钝、皮肤发凉、干燥粗糙、小腿肌肉痉挛性疼痛、月经紊乱等全身表现。

另外，甲状腺自身免疫的异常，可表现为育龄女性受孕困难，或妊娠后容易出现自然流产。

（3）其他一些特殊表现：除了甲状腺本身的一些症状外，甲状腺疾病还可以出现其他器官或部位的症状。如Graves病甲亢患者，可以出现突眼，小腿前部皮肤增厚粗糙（胫前黏液性水肿）等。甲减的患者还可能会出现全身水肿，甚至有胸腔积液、腹水等。

31. 甲状腺疾病按其功能异常如何分类？

按功能异常，甲状腺疾病可分为甲状腺功能亢进和甲状腺功能减退。

（1）甲状腺功能亢进症：简称甲亢，是指由于甲状腺合成和分泌的甲状腺激素过多，造成了外周血中甲状腺激素水平过高，继而引起的机体高代谢综合征。此处要注意的是，我们常见到甲状腺毒症这个概念，它和甲亢的意义不尽相同。甲状腺毒症是指各种原因引起的血中甲状腺激素水平过高，而并非仅仅是由于甲状腺自身合成和分泌的甲状腺激素过多所致。那么，还有哪些原因可以引起血中甲状腺激素过多呢？垂体分泌过多TSH可引起垂体性甲亢，服用甲状腺激素药物过量可引起医源性甲亢，而甲状腺因自身免疫炎症或急性、亚急性炎症破坏，导致滤泡破坏，大量甲状腺激素释放入血，可引起一过性甲亢。此外，还有卵巢甲状腺肿和肿瘤也可以引起相关的甲亢表现等。

（2）甲状腺功能减退症：简称甲减，是由于甲状腺激素合成和分泌不足引起的疾病。它的病因也有好几种，最常见的是甲状腺因为手术、自身免疫等原因所导致的甲状腺性甲减，也就是原发性甲减。如果下丘脑、垂体因为炎症、手术、外伤、肿瘤、畸形等原因引起垂体功能减退，也会出现垂体性甲减、下丘脑性甲减。另外，还有一类较为罕见的疾病，是因为人体的甲状腺激素不敏感，不能发挥生物学作用出现了甲减，这被称为周围性甲状腺激素抵抗综合征。

此外，还有一类疾病被称为亚临床甲状腺疾病，主要是亚临床甲亢和亚临床甲减。这一类患者的检验报告中，可以见到血甲状腺激素水平在正常范围内，但TSH可以增高或降低。大部分患者症状不太明显，少数患者可以出现甲亢或甲减的症状，这个需要结合患者的年龄和健康状况，由专业的内分泌医师决定是否进行治疗。

32. 甲状腺疾病按病变性质如何分类？

根据其病变性质，甲状腺疾病可分为以下五大类。

（1）单纯性甲状腺肿：包括地方性甲状腺肿、散发性甲状腺肿和高碘性甲状腺肿。

（2）甲状腺炎：包括急性甲状腺炎、亚急性甲状腺炎、无痛性甲状腺炎、慢性淋巴细胞性甲状腺炎和纤维性甲状腺炎等。

（3）甲状腺结节和肿瘤：可分为甲状腺良性肿瘤和恶性肿瘤。良性肿瘤有甲状腺腺瘤及角质瘤等；恶性肿瘤有乳头状腺癌、滤泡状腺癌、未分化癌及髓样癌等。此外，还有一些其他来源的肿瘤转移至甲状腺出现的转移性肿瘤，如淋巴瘤、肺癌等。

（4）甲状腺发育异常：常见疾病有甲状舌管囊肿或瘘、异位甲状腺，甚至甲状腺缺如。

（5）甲状腺功能异常：包括甲亢和甲减，以及亚临床甲亢和甲减。

33. 为什么甲状腺疾病有时被误诊为心脏疾病？

美国总统老布什因为心房颤动（房颤）住进医院。2周后，媒体报道，老布什总统心脏病源于甲状腺功能亢进症！

我们已经清楚，甲状腺激素调节着人体多系统的功能，当甲状腺出现病变时，会导致甲状腺激素分泌异常，并可出现全身表现。甲亢时，由于患者体内的甲状腺激素合成分泌增加，而出现一系列高代谢综合征和多系统的受累。甲状腺激素对心血管系统有明显的刺激作用，甲亢患者心脏兴奋性增高，心率加快，心输出量增加。可以出现各种心律失常，以室性和房性期前收缩（早搏）为多见，部分患者可能发生阵发性或持久性心房颤动。患者会出现心悸、胸闷、气短等不适，检查时还可以发现心动过速、心尖部第一心音听诊亢进、心尖部收缩期杂音、心律失常或心脏扩大等体征。有些患者的典型甲亢症状并不明显，而突出表现为心血管症状，特别是老年甲亢患者。老年人可以出现淡漠型甲亢，就是甲亢症状不明显，但老年人是心血管疾病的好发人群，因此他们反而会出现心律失常、心力衰竭等心脏疾病，也会因为甲亢而导致原有冠心病及心律失常等疾病加重，这些都常被误诊为心脏病。

而甲减的患者则相反，通常表现为心动过缓等，严重时会出现心包积液等。

因此，当患者出现心血管系统的临床表现而常规治疗效果不理想时，应该考虑是否存在甲状腺功能的异常。

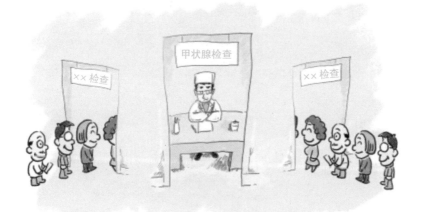

二

辅助检查篇

1. 甲状腺激素的实验室检查内容有哪些？

与甲状腺激素相关的实验室检查包括血清游离甲状腺素（FT_4）与游离三碘甲腺原氨酸（FT_3）、血清总甲状腺素（TT_4）与总三碘甲腺原氨酸（TT_3）、促甲状腺激素（TSH）以及甲状腺自身抗体，如促甲状腺激素受体抗体（TRAb）、甲状腺球蛋白抗体（TgAb）和甲状腺过氧化酶抗体（TPOAb）测定等。

游离T_3、游离T_4与TSH在临床常被称为"甲功三项"，可直接反映甲状腺功能状态，是现在诊断甲亢的主要指标之一。总T_3、总T_4通常与甲状腺素结合球蛋白（TBG）结合存在，受TBG水平的影响。TSH的波动较T_3、T_4更为迅速而显著，尤其对亚临床甲亢和亚临床甲减的诊断具有重要意义。对甲状腺疾病诊断来说，TSH测定已成为目前最常用、最可靠和最有意义的检测项目。

TRAb对判断Graves病的病情活动、是否复发有重要价值，

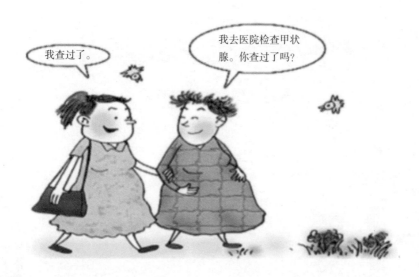

我查过了。

我去医院检查甲状腺。你查过了吗？

还可作为治疗后停药的指标之一。TgAb 及 TPOAb 均为自身免疫性甲状腺疾病相关的抗体，便于明确患者甲亢或甲减的原因，并对疾病的预后具有一定的预测作用。

2. 抽血测定甲状腺激素水平时需要注意什么？

患者需在平静状态下抽血，所谓平静状态，是指未进行剧烈运动、无情绪波动、环境温度适宜时。测定甲状腺激素无须空腹，亦无须停服正在使用的与甲状腺相关的药物。

3. 血清中哪些指标可以判定甲状腺的功能状态？

判定甲状腺功能状态的指标主要包括 TSH、游离 T_3、游离 T_4 及总 T_3、总 T_4。

4. 游离甲状腺激素和总甲状腺激素有何区别？

游离 T_3、游离 T_4 测定不受血中 TBG 变化的影响，可以直接反映甲状腺的功能状态，其敏感性和特异性均明显高于总 T_3、总 T_4。而血清中总 T_3 及总 T_4 与蛋白结合高达 90% 以上，因此，受 TBG 的影响较大。

一般情况下，评估甲状腺功能状态主要以游离T_3和游离T_4为主，尤其是游离T_4。但在某些特殊情况下，如甲亢初期、复发早期、治疗中观察疗效及停药后复发，尤其是妊娠期间或伴有肝病时，总T_3和总T_4也具有重要的参考意义。

5. 血清促甲状腺激素测定对诊断甲状腺疾病的意义有哪些？

血清TSH测定由于方法简单，快速可靠，无须担心放射污染等优点现在已被广泛用于甲状腺功能测定（图16）。它对判定甲状腺功能来说是不可或缺的检查内容，尤其对甲状腺激素（游离T_3、游离T_4、总T_3和总T_4）仍在正常范围内的亚临床甲亢或亚临床甲减的诊断有不可替代的意义。通过TSH的测定，还可

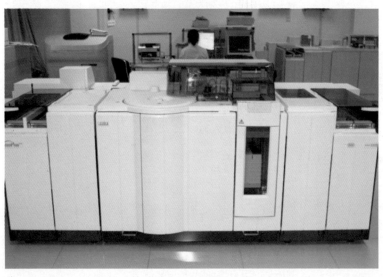

图16　测定甲状腺激素的电化学发光仪

以鉴别甲状腺疾病的原因，是源于甲状腺自身还是控制甲状腺功能的下丘脑或垂体等器官。

6. 在什么情况下需要测定反T_3？

正常人外周血里的T_3和T_4的浓度并不一致，T_4的浓度比T_3要高许多，但它的作用能力却远不及T_3。人体外周组织中有一些脱碘酶，可以将T_4转化为T_3，前者浓度高，后者作用强，这种微小的转变即可发挥很大的调节作用，这正是人体的精妙之处。

T_4向T_3转化的过程中，同时也生成了反T_3，即rT_3（参见第一篇第10问）。血清rT_3和T_3的结构非常相似，类似于双胞胎，但rT_3无生物活性，也就是说，它不能发挥类似T_3、T_4的作用。在正常情况下，rT_3血浓度与T_3、T_4维持一定的比例，尤其与T_4变化一致，可作为了解甲状腺功能的指标。rT_3经常被用于鉴别甲减和非甲状腺疾病引起的甲状腺功能异常。如在重症营养不良或其他严重的全身性疾病时，人体出于自我保护机制，可下调甲状腺功能，以减少人体消耗，此时rT_3可明显升高，而总T_3则明显降低，但甲状腺自身病变引起的甲减则rT_3和总T_3均降低，此时检测rT_3可有效地甄别甲状腺激素水平很低的原因。

7. 测定血清胆固醇对甲状腺疾病有什么意义？

甲状腺是调节人体代谢的重要内分泌器官。作为代谢的重要部分，血脂代谢也受甲状腺激素的调节。T_3和T_4可促进脂肪的分解与氧化，导致胆固醇合成、转化及排出均加速。因此，甲亢时由于甲状腺激素过多导致人体处于高代谢状态，常使血中总胆固醇降低，而甲减则与之相反。另外，血脂水平又与心血管疾病（如冠心病、高血压等）密切相关，因此，测定血清胆固醇水平对指导甲状腺疾病诊断及治疗效果的评价有重要意义。

8. 测定血清总T_3、总T_4、游离T_3、游离T_4有什么临床意义？

总T_3浓度变化常与总T_4改变平行，但在甲亢初期及复发早期，总T_3通常上升很快，约可高出正常值上限4倍；总T_4上升较慢，仅为正常值上限的2.5倍。故总T_3为早期Graves病、治疗中观察疗效及停药后复发的敏感指标。

与总T_3相似，总T_4为判断甲状腺功能的基本筛选指标，受TBG等蛋白量和结合力的影响，与其他甲状腺激素一起用于判断甲状腺功能状况。

游离T_3、游离T_4不受血中TBG变化的影响，直接反映甲状腺功能状态，其敏感性及特异性都要比总T_3、总T_4有明显优势，是临床中应用较为广泛的检测指标。

9. 测定血清总T_3、总T_4的注意事项有哪些？

如前所述，总T_3水平与TBG有关，测定时应排除影响TBG

的因素。如妊娠、雌激素水平增高（包括使用避孕药）、病毒性肝炎等因素可使促进肝脏过多地合成TBG，进而增高了血中TBG浓度，也促进了更多的甲状腺激素与之结合，此时可能会引起总T_3、总T_4浓度的增高。而雄激素水平增高、低蛋白血症、泼尼松等激素类药物等则可使之降低。

10。 尿碘检测的意义是什么？

前文已述及，碘是人体内合成甲状腺激素的重要原料，因此，体内碘量的不同会对甲状腺及其相关疾病产生不同的影响。但是，目前临床却没有适当的方法可以快速、简便地检测出体内碘的真实含量。而尿碘测定是临床较为常用的方法，它亦大致反映人体内碘营养状态，指导患者治疗。值得注意的是，尿碘的测定会受到被检查者近半月尤其是近一周的饮食影响较大，如果检测前一周过多食用含碘食物，或者近期曾经使用过含碘造影剂，都会影响检测结果。

11。 为什么要做甲状腺自身抗体测定？

不少甲状腺疾病都与机体自身免疫密切相关，尤其是桥本甲状腺炎（又称慢性淋巴细胞性甲状腺炎）和Graves病（又称毒性弥漫性甲状腺肿），它们都属于自身免疫性甲状腺疾病。对于这类自身免疫性疾病，自身抗体既是致病因素，也是影响疾病发展转归的重要因素之一。现已确认，桥本甲状腺炎患者多伴有TPOAb、TgAb水平升高，Graves病患者则常伴有TRAb水平升高。对这些自身免疫抗体的检查，对自身免疫性甲状腺疾病类型的诊断、疗效观察及预后判断具有重要的临床指导意义。

12. 检测甲状腺球蛋白抗体和过氧化物酶抗体有什么意义？

TgAb和TPOAb是自身免疫性甲状腺疾病的重要诊断指标。另外，在免疫学上，TgAb和TPOAb均为多克隆性，属于IgG类，但亚型不同。临床研究发现，这两种抗体在血液中的浓度与甲状腺内的慢性炎症性病变的关系十分密切。TgAb和TPOAb持续阳性将会使患者甲状腺免疫性炎症长期存在，并能增强补体的细胞毒作用，而使疾病呈迁延性进行性发展的特征。因此，测定TgAb和TPOAb可间接了解甲状腺的自身免疫病变的性质和程度。

在桥本甲状腺炎中，TgAb和TPOAb两种抗体的效价很高，阳性率几乎达100%。亚临床甲减患者如果存在效价较高的TgAb和TPOAb，则提示病因为自身免疫性甲状腺疾病，进展为临床甲减的可能性很大。Graves病患者以TRAb的检出率高为特征，TRAb阳性率高达96%～100%，然而，有50%～90%的Graves病患者同时伴有TgAb和TPOAb升高；同样，持续阳性的TgAb和TPOAb常预示日后发生自发性甲减的可能性较大。

值得注意的是，在健康人群中，TgAb和TPOAb阳性的检出率为5%～27%，女性阳性率为男性的5倍。一般认为，健康人群中男性呈抗体阳性的意义大于女性。

13。什么是甲状腺摄碘率检查？

甲状腺摄^{131}碘率是评价甲状腺功能状态的重要检查。甲状腺是体内摄取浓聚碘的主要器官，被浓聚的碘主要存在于甲状腺球蛋白中（参见第一篇第11问）。用放射性碘作为示踪物，测定碘在体内的代谢变化和动态摄取量，可间接评价甲状腺的功能状态，尤其能反映甲状腺对无机碘的浓聚能力。

口服^{131}碘后，分别在2小时、6小时、24小时这3个时间点用特定的仪器检测甲状腺部位的碘放射性，计算出摄^{131}碘率，从甲状腺摄^{131}碘的速度和最大摄^{131}碘率两个方面来评估甲状腺的功能。

14。甲状腺摄碘率检查的临床意义有哪些？

正常情况下，人体服用碘剂后，最高摄^{131}碘率在24小时出现，2～4小时的摄^{131}碘率为24小时的一半左右。一般2小时5%～25%，6小时<35%，24小时20%～45%，各个时间点摄碘率的正常范围各个地区不一，应该制定当地的摄^{131}碘率正常参考值范围。

摄^{131}碘率升高：2小时摄^{131}碘率≥25%，24小时≥45%，摄^{131}碘高峰前移，多提示甲亢，诊断符合率达90%以上。

摄^{131}碘率降低：多见于原发性甲减。患者摄^{131}碘率曲线上升速度缓慢，各时间点的摄取率均低于正常，严重者几乎看不到摄^{131}碘率，显示为低平曲线。但摄^{131}碘率对原发性甲减的诊断率较低，轻度原发性甲减患者摄^{131}碘率仍正常，但游离T_3或游离T_4已经降低，或者TSH已经升高，说明用摄^{131}碘率来诊断原发性甲减的敏感性远不及血清甲状腺激素和TSH测定。

在其他甲状腺疾病状态下，摄^{131}碘率检查也有一定临床意义。亚急性甲状腺炎时，患者摄^{131}碘率可明显降低，却有甲亢的临床表现，血T_3、T_4也轻度升高，这是因为炎症一方面影响了甲状腺的摄碘功能，另一方面增加了甲状腺细胞的破坏，增加甲状腺激素的释放。桥本甲状腺炎患者的摄^{131}碘率可正常、降低或升高，主要视病情变化而定。

15. 影响甲状腺摄碘率的因素有哪些？

含碘量较高的食物、药物、人体的特殊状态及其他疾病都会影响甲状腺的摄碘率。

不同的药物会干扰甲状腺激素合成的不同环节而影响摄^{131}碘率。如促肾上腺皮质激素、泼尼松、利血平、保泰松、对氨基水杨酸、甲苯磺丁脲等可使摄^{131}碘率降低；而长期应用女性避孕药则可使摄^{131}碘率升高。

增加摄^{131}碘率的病理和生理状态包括慢性肝病、高血压早期、风湿热、青春发育期、绝经期、绒毛膜上皮癌、急慢性肾脏病变、发热和上呼吸道感染等，以上情况下机体代谢率增加，摄^{131}碘率升高属于非特异性反应。

降低摄^{131}碘率的病理和生理状态包括充血性心力衰竭、其他疾病晚期、体重显著低于正常者、吸收不良综合征、腹泻等。

16。甲状腺摄碘率检查的注意事项有哪些？

　　孕期和哺乳期妇女禁做本检查。检查前2周停用一切含碘量较高的食物和药物，如海带、紫菜、海蜇、胺碘酮、溴剂、过氯酸钾、甲状腺激素制剂、复方碘溶液、碘酊、含碘造影剂和含碘中药（如贝母、牛蒡子、木通、常山、夏枯草、黄药子、玄参、连翘等）等。其中，复方碘溶液需停用2个月以上，含碘造影剂需停用1年以上，含碘中药需停用2个月以上。

　　此外，部分使用抗甲状腺药物的患者，如需进行甲状腺摄碘率检查，也应停药1周后再行检查。

17。什么是甲状腺抑制试验？

　　甲状腺摄碘率的高低和甲状腺功能状态有关。一般情况下，甲亢者甲状腺摄碘率增高，甲减者甲状腺摄碘率减低。在正常情况下，如果给予一定剂量的甲状腺激素（包括甲状腺素和三碘甲腺原氨酸，即 T_4 和 T_3）可以降低甲状腺摄碘率，抑制率＞50%为抑制试验阳性。

　　甲状腺抑制试验的原理在于正常情况下，甲状腺摄碘的功能与垂体分泌TSH之间存在负反馈调节的关系（详见第1篇第25问）。TSH可增加甲状腺合成与释放的甲状腺激素，反过来，血中的甲状腺激素又可以通过血流到达大脑中的垂体部位，然后调节垂体释放TSH。当血中甲状腺激素水平较低时，大脑就释放更多TSH，从而促使甲状腺释放更多甲状腺激素。反之，当血液内甲状腺激素含量增高时，TSH的释出减少，此时甲状腺的摄碘功能就受到抑制，摄碘率减低。

甲亢时，甲状腺过多地合成和分泌甲状腺激素，而且这种分泌具有自主性，可使上述反馈调节被破坏，不受垂体和TSH的调节，抑制作用消失。此时，给予患者口服药物增加甲状腺激素水平，很少会影响甲状腺摄碘率。因此，测量患者服用甲状腺素片或三碘甲腺原氨酸前后的甲状腺摄碘率加以比较，从甲状腺摄碘率是否下降（是否被抑制）可以判断是否为甲亢。

目前，随着甲状腺激素测定的精准化以及甲状腺自身抗体（尤其是TRAb）检测的普及，临床已经很少开展甲状腺抑制试验。

18. 甲状腺抑制试验的临床意义有哪些？

甲状腺抑制试验的主要用途是明确摄碘率升高的病因，多用于鉴别非毒性甲状腺肿和Graves病。Graves病患者摄碘率的基础值升高，服用甲状腺激素后抑制率不下降或下降较少（<50%）；非毒性甲状腺肿患者的基础值同样升高，但服用甲状腺激素后抑制率>50%。

此外，甲状腺抑制试验还可用于协助鉴别突眼病因。眼科疾病或颅内病变所致的突眼患者的抑制率正常（>50%）；而Graves病所致的内分泌性突眼，多数患者摄碘率不被抑制。

19. 甲状腺抑制试验的注意事项有哪些?

老年人、冠心病、心力衰竭、肺功能不全及全身健康状况不佳者因不能耐受大剂量甲状腺激素,不适宜做甲状腺抑制试验。

由于 ^{131} 碘可透过胎盘,进入乳汁,所以妊娠期、哺乳期妇女禁做甲状腺抑制试验。

甲状腺激素可使某些疾病的病情恶化,如恶性肿瘤,糖尿病,肺结核,心、肝、肾功能不全和肾上腺皮质功能不全等,患者伴有这类疾病时慎做甲状腺抑制试验。

20. 什么是 T_3 抑制试验?

如前对甲状腺抑制试验的介绍,T_3 抑制试验即是给予患者外源性三碘甲状原氨酸,观察给药前后甲状腺摄碘率的变化。具体做法为:服用 T_3 前先测定甲状腺摄碘率,之后连服 6 天一定剂量的 T_3,第 7 天做第二次摄碘率,计算抑制率＝(第一次摄碘率-第二次摄碘率)/第一次摄碘率×100%。

由于缺乏口服 T_3 制剂,故国内尚未开展该试验。

21. 非甲状腺疾病可有 T_3、T_4 异常吗?

答案是肯定的。

首先,因为甲状腺激素的水平受 TBG 的影响较大,凡是引起TBG升高或降低的原因，均可使甲状腺激素（T_3、T_4）随之升高或降低。其中，TBG升高的因素主要有妊娠、使用雌激素、淋巴瘤、血卟啉病及遗传性TBG增多症等；TBG降低的因素包括肾病综合征，肝衰竭，遗传性TBG缺陷症，应用糖皮质激素、雄性激素、生长激素等。

其次，一些药物也可以影响血液中T_3、T_4的浓度，常见的有胺碘酮、含碘造影剂、β受体阻断剂、奋乃静、氟尿嘧啶等可使T_3、T_4升高；二硝基苯酚、保泰松、硫氰酸盐、肝素钠可竞争性结合TBG使T_3、T_4降低。

再次，一些全身性疾病或慢性病变常导致总T_3下降，多见于慢性肾衰竭、慢性心力衰竭、糖尿病、心肌梗死、肺心病以及其他危重症患者等。

22. 什么是过氯酸钾释放试验（高氯酸盐排泌试验）？

过氯酸钾可以抑制甲状腺聚碘功能，抑制甲状腺激素合成。正常情况下，高氯酸离子和碘离子一样，都容易被甲状腺滤泡细胞"捕获"。过氯酸盐最大的作用在于它阻止甲状腺的"吃碘作用"，即从血浆中摄取碘离子，并促进碘离子从甲状腺滤泡中释放出来的作用，还能够将已经进入甲状腺但尚未被有机化的碘离子置换出来，这个称作过氯酸盐的排泌碘作用。

某些先天性甲状腺肿是由于碘的有机化酶缺陷引起的（如过氧化物酶），致使碘不能与酪氨酸结合，被甲状腺摄取的碘仍以离子状态存在，在这种情况下，过氯酸盐促使[131]碘离子从甲状腺排泌，摄碘率明显降低。因此，本试验适用于诊断酪氨酸碘化受阻的某些甲状腺疾病。

但由于过氯酸钾的显著不良反应，本试验已经很少使用。用分子生物学方法鉴别酶缺陷的种类及相关基因缺陷位点是诊断先天性甲状腺激素合成障碍的最佳方法。

23. 甲状腺疾病的X射线检查有什么意义？

X线检查对软组织密度分辨率差，因此，其在甲状腺疾病的诊断中作用有限，一般不作为甲状腺疾病的常规检查（图17）。

正常甲状腺X线不显影，只有当甲状腺肿大，压迫、侵袭周围组织和器官以及甲状腺内有钙化时，才有影像学改变。如图17所示，患者甲状腺肿压迫气管后，可见气管向右侧偏移。而大部

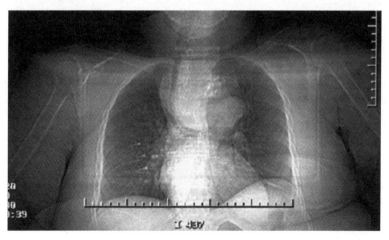

图17　甲状腺肿患者的胸部X线片

分甲状腺结节和肿瘤一般体积较小，常规的X线检查不易发现。但X线检查有助于及时发现因甲状腺功能亢进所致骨质疏松、尿路结石或纤维囊性骨炎改变。

24。甲状腺的CT检查有什么意义？

甲状腺的CT检查也是甲状腺疾病的检查手段之一（图18），一般用于以下情况。

（1）甲状腺内有单个或多个结节，怀疑其中有恶性可能，以及是否伴淋巴结受累时。

（2）进一步了解结节的范围，确定有无和周围组织粘连、转移等。

（3）甲状腺肿大，了解有无压迫周围气管、神经。

（4）甲状腺手术前明确解剖学结构、手术范围。

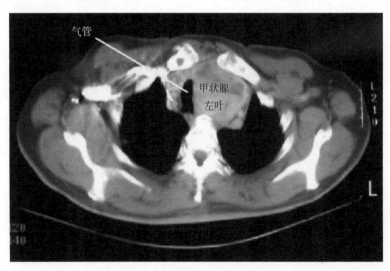

图18 甲状腺肿的CT检查

（5）甲状腺癌术后追踪有无复发或转移。

（6）用于甲状腺相关眼病（突眼）时，评估突眼程度，判断其原因。

25. 甲状腺的磁共振成像检查有什么意义？

和CT一样，磁共振成像（MRI）也是检查手段之一。但MRI不涉及使用含碘造影剂，可能更适合于甲状腺疾病患者。它一般用于以下几种情况。

（1）弥漫性甲状腺肿大，临床认为是良性病变，但患者要求做甲状腺成像检查。

（2）病变的性质不清楚，想要进一步了解甲状腺同周围组织之间的关系，确认有无周围组织粘连、转移等。

（3）明确甲状腺血管或甲状腺周围血管的情况。

（4）观察突眼患者眼肌及周围软组织病变。

26. 什么是甲状腺放射性核素显像？

甲状腺放射性核素显像是用核素扫描（图19）、闪烁照相或γ照相等技术，显示甲状腺的位置、形态、内部病变及放射性物质在甲状腺内分布情况的一项特殊检查。目前，主要用于以下几个方面。

（1）发现异位甲状腺，有些患者的甲状腺不在颈部，可能在胸骨后，经过核素扫描显像就能发现。

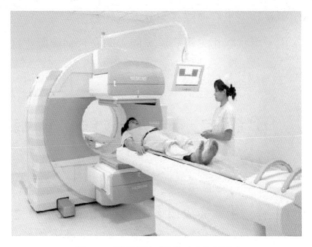

图19　甲状腺扫描仪（SPECT）

（2）确定甲状腺的大小与形态。

（3）放射性碘治疗甲亢时，可用来估算甲状腺重量，在此基础之上结合其摄碘情况来计算出治疗所需的药物剂量。

（4）通过甲状腺癌可特异性摄取核素，进而有助于寻找功能性甲状腺癌灶或其转移灶。

27。甲状腺的核素检查安全吗？

甲状腺的核素检查是非常安全的。引起各种影像检查的不安全因素主要如下。

（1）检查所用的显像剂、造影剂等药物的化学成分，可能会引起过敏反应和毒性反应。

（2）这些放射性物质带有辐射，可能引起辐射危害。

（3）进行检查时，由于要注射或口服药物，操作过程中可能会引起损伤与痛苦。

甲状腺核素扫描中所用的核素示踪剂一般为^{32}P、^{51}Cr、^{125}I、^{131}I、^{198}Au、^{208}Hg、^{99m}Tc等。目前以^{99m}Tc应用最广，它在衰变过程中仅射出γ射线，无β射线，非常灵敏，穿透能力强，而对身体的损伤小。它在体内停留的时间较短，代谢也快，微量到了几乎可以忽略不计的程度。所以，不会引起任何过敏及毒性反应的发生。另外，核医学检查的过程仅是静脉注射或口服放射性药物，体积非常小，没有插管等操作造成的损伤、痛苦与风险。

28. 甲状腺正常扫描图形是什么样？

见图20，表1。

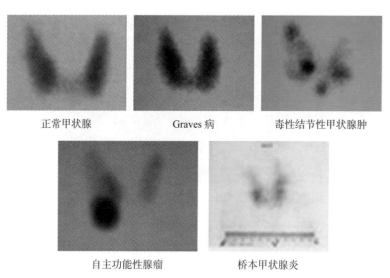

正常甲状腺   Graves 病   毒性结节性甲状腺肿

自主功能性腺瘤   桥本甲状腺炎

图20 甲状腺核素扫描图

表1 不同状态下的甲状腺核素扫描摄碘变化

	正常甲状腺	Graves病	毒性结节性甲状腺肿	甲状腺炎
甲状腺核素扫描	正常	摄取增加	局灶性摄取增加	摄取降低

29. 甲状腺放射性核素显像的注意事项有哪些？

扫描前患者的准备与甲状腺摄^{131}碘功能试验相同，注意事项如下。

（1）服碘前2～4周避免用含碘的药物和食物。

（2）服用抗甲状腺药物者要停药，一般停药1周以上，必要时至少停药3天。

（3）服碘前需要空腹。

（4）做甲状腺扫描和24小时摄碘率测定，以便估计服药剂量。

（5）服碘前几天，患者避免剧烈活动。

（6）妊娠期和哺乳期女性禁止本检查。

因甲状腺扫描所用放射性核素剂量较摄^{131}碘率检查为大，故扫描应在一切试验之后进行。若已做了扫描检查，则摄^{131}碘率检查应在扫描之后的2～3个月后进行。

30. 甲状腺超声检查有什么意义？

甲状腺超声检查是甲状腺常用的检查方法之一。较之核素、

CT、MRI等影像学检查，具有诸多优点。首先，甲状腺位置表浅，与周围组织的结构明显不同，超声波由于其物理特性，对软组织分辨率极高，明显优于普通的X线检查，甚至在某些方面优于CT。所以，甲状腺特别适宜做超声检查。另外，超声检查的图像清晰、自然逼真、重复性好，超声波本身无放射性、无毒无害，价格低廉，患者不需服用含碘造影剂等药物，无辐射，无创伤性。因此，甲状腺超声已经成为甲状腺疾病的常规检查手段之一。

31. 甲状腺超声检查的具体做法有哪些？

行甲状腺超声检查前，为了方便、快捷地检查，建议患者避免穿高领束颈的衣服，如穿着时则在检查前脱去。同时避免穿戴项链等颈部饰物，以免影响检查结果。患者一般仰卧于检查床上，头部充分后仰以暴露颈部，如颈部较短或因肥胖导致颈部暴露不佳时，可在颈后垫枕头，以利于检查（图21）。如要检查甲状腺左叶或右叶，这时患者可将头部转向对侧，以充分暴露该侧甲状腺腺叶。

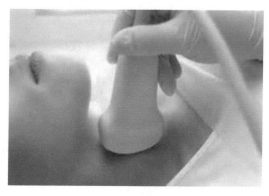

图21　甲状腺超声检查

检查时，一般选用7.5～10MHz的高频线阵探头，直接进行检查。在探头上涂抹适量偶合剂，将探头置于颈前正中位置，沿着甲状腺腺体从上至下滑行，或从外到内滑行，观察甲状腺大小、回声、有无结节、血流变化等情况。

32. 甲亢患者甲状腺超声检查有何特征？

如图22所示，正常的甲状腺超声表现为：甲状腺大小适宜，轮廓线一般为一条包绕甲状腺的薄层高回声带，表面光滑整齐，边界清晰，甲状腺呈马蹄形或蝶形实质性回声，实质回声密集均匀，可探及实质内血流信号，但血流速度较慢。

甲亢患者的甲状腺超声（图23）一般有以下几个特点。

（1）甲状腺多有不同程度的肿大，均呈弥散性、对称性增大，边缘通常相对不规则，包膜欠清晰，与周围组织无粘连。

（2）多数患者甲状腺内部回声光点增粗、增强或不均匀，强

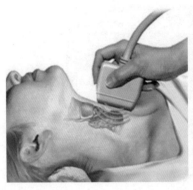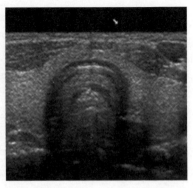

图22　正常甲状腺超声图

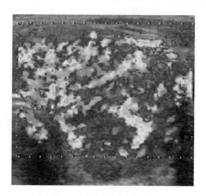

图23 甲亢超声图像

度可呈等回声或低回声。

（3）彩色多普勒可见整个腺体内出现众多散在的点状、棒状或走行迂曲的管形血流信号，血流速度较快，严重者呈"火海征"，整个腺体内布满条形彩色血流信号。

（4）合并甲状腺结节或甲状腺腺瘤时，可见腺体内部出现单个或多个大小不等的异常回声团块。值得注意的是，甲亢患者如合并存在甲状腺结节，其恶性程度较之无甲亢的患者增高，故应保持警惕，必要时进一步检查，评估其良恶性。

33. 什么是甲状腺弹性超声？

甲状腺弹性超声检测仪内置实时组织弹性成像分析软件，具备实时组织弹性成像技术，主要反应组织硬度。操作时，将仪器切换到弹性模式，可对病灶进行弹性分级。一般可分为1～4级，级别越高，结节的恶性风险也相应增高。但会受结节内粗大钙化、亚急性甲状腺炎的炎性结节等组织硬度较大的病变的影响。故需要结合常规多普勒彩色超声、临床及实验室检查等综合判断。

34. 什么是甲状腺超声造影检查？

顾名思义，甲状腺超声造影是一种基于超声的检测手段，指在使用造影剂后，动态观察甲状腺病灶内造影剂摄取、分布及代谢的方法。

甲状腺超声造影时，一般采用造影剂是六氟化硫微泡。受检者经肘浅静脉推注1.6ml造影剂混悬液，尾随5ml生理盐水冲管，实时观察组织灌注情况。通过动态观察病灶内造影微泡的走行及分布，动态采集图像时间4分钟左右，并在甲状腺结节内取一感兴趣区域进行时间-强度曲线分析，通过自动追踪增强定量分析软件，记录结节的达峰时间、峰值强度、曲线尖度和曲线下面积等指标。

目前，超声造影在国际上仍没有明确的诊断指标，仅限用于确定甲状腺结节热消融术后坏死区域的大小及范围。

35. 什么是甲状腺细针穿刺？

20世纪80年代开始，甲状腺穿刺就以其快捷、损伤少、经济及准确率高的优点，深受临床医师推荐。根据使用的穿刺针种类不同，甲状腺穿刺分为细针穿刺（图24）和粗针活检（图25）。

细针穿刺细胞学检查（FNAC）是使用25～27G针（国内多使用针头外径在0.9毫米的7号或8号针）连接10毫升一次性无菌注射器抽取细胞检查。该方法最常用于术前评估乳腺肿块，

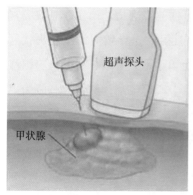
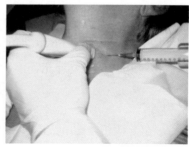

图 24　甲状腺细针穿刺

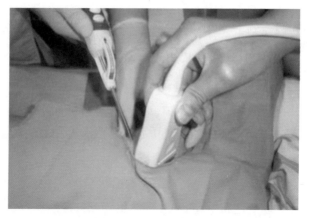

图 25　甲状腺粗针活检

也适用于淋巴结、前列腺、甲状腺和颈部的其他病变。现代影像技术的发展，使该方法扩展应用到几乎人体的任何部位。

　　现在，在许多国家，甲状腺细针穿刺已经成为结节性甲状腺疾病的常规和标准的诊断方法。此项技术的使用，显著提高了甲状腺疾病术前诊断的准确性，从而使甲状腺手术的数量减半，而手术甲状腺癌的检出率翻倍。1985年，著名美国病理学家DeMay在综述中提到：甲状腺FNAC与冷冻切片相比更有优势，特别是在对甲状腺乳头状癌诊断方面。冷冻切片由于冰晶效应常造成细胞核空壳，呈假性"核内包涵体"，导致甲状腺乳头状癌的假阳性诊断，造成不必要的根治切除术。所以，目前在美国许多医院，术前甲状腺FNAC加上术中印片或刮片细胞学已成为甲状腺冷冻切片的必要补充。

36. 什么情况下需要实施甲状腺细针穿刺？

甲状腺穿刺主要有两个方面的应用，一是诊断，二是治疗。国内现多采用FNAC，主要用于诊断弥漫性和结节性甲状腺疾病，该项检查可以明确甲状腺疾病的病理性质，指导临床诊疗。对于甲状腺囊性及有些良性结节还可以通过穿刺或注射硬化剂进行治疗。另外，此法也用于甲状旁腺囊肿和甲状舌管囊肿的诊治。

FNAC主要适应证为：①结节性甲状腺疾病。②甲状腺炎，包括急性、亚急性和慢性甲状腺炎。③甲状腺浸润性病变，如淀粉样变等。④其他疾病，如颈部淋巴结肿大等。其中，结节性甲状腺疾病是采用FNAC最常见的疾病。2012年8月8日我国颁布的《甲状腺结节和分化型甲状腺癌临床诊治指南》明确指出，凡直径＞1厘米的甲状腺结节，均可考虑FNAC检查。

但在下述情况下，FNAC不作为常规检查：①经甲状腺核素显像证实为"热结节"。②超声提示为单纯囊性结节。③根据超声影像已高度怀疑为恶性的结节。④直径＜1厘米，且没有甲状腺癌易患因素，或颈部淋巴结转移征象的甲状腺结节。但如存在下述情况，可考虑超声引导下FNAC：①超声提示结节有恶性征象。②伴颈部淋巴结超声影像异常。③童年期有颈部放射线照射史或辐射污染接触史。④有甲状腺癌或甲状腺癌综合征的病史或家族史。⑤^{18}F-FDG PET显像阳性。⑥伴血清降钙素水平异常升高。

37. 穿刺时需要局部麻醉吗？

一般情况下，绝大部分患者都能良好耐受甲状腺细针穿刺，常规不需要对颈部进行局部麻醉。如果穿刺前，患者比较焦虑，或术中疼痛不适较为明显、难以忍受，可采用1～2ml的1%～2%利多卡因，在穿刺部位，沿着皮肤进针点局部麻醉至甲状腺浅表被膜。这样可有效减少疼痛和紧张，增加患者的耐受性和依从性。

38. 甲状腺细针穿刺会导致肿瘤细胞扩散吗？

总体而言，至今没有因穿刺导致肿瘤扩散的报道。甲状腺穿刺的历史最早可追溯到1843年，但20世纪30年代后报道日渐增多。1933年Martin、Ellis和Stewart首次在美国报道了甲状腺细针穿刺，但它没有得到广泛采用和推广普及。Lipton和Abel于1944年就采用测量细针穿刺涂片中甲状腺细胞核大小的方法诊断甲亢。50年代后北欧学者在此方面也做了大量工作，Persson于1967年对各种甲状腺炎的细胞学表现做了详尽描述。70年代后甲状腺粗针穿刺得以实施，但因创伤较大、操作复杂，加之有针道癌的报道，故而限制了其发展。至20世纪80年代，Yokozawa等改良了穿刺技术，采用FNAC，未见有针道癌的发生，并发症也大为减少。自此，FNAC的临床应用才日趋广泛。目前总体而言，穿刺引起肿瘤播散的情况极其罕见，仅有的极少数报道中，穿刺之后引起肿瘤针道转移患者，手术治疗的效果较好。总体上，对于绝大部分患者而言，明确结节性质的重要性可能远大于对肿瘤针道转移风险的担心。

39. 甲状腺细针穿刺安全吗？需要注意什么？

甲状腺细针穿刺是一种快捷、准确、安全、创伤小的检查方法，目前在美国已被列为临床上诊断甲状腺结节的首选方法。术前FNAC检查有助于减少不必要的甲状腺结节手术，并帮助确定恰当的手术方案。而且，因为超声的普及应用，目前多采用在超声引导定位下穿刺，有的还使用手枪或铅笔式注射器固定架，不仅提高了穿刺成功率，也显著减少了可能出现的并发症，提高了安全性。它的优点是穿刺全程均可以观察到穿刺针的位置，对小结节取材更加充分，能够对结节超声表现的可疑部分重点取材，以及对于囊实性结节的实性成分或囊壁取材，减少了涂片不满意率以及假阴性率，而且最大限度地避免了对周围组织的损伤。

甲状腺细针穿刺没有绝对的禁忌证，即绝大部分结节都可以接受穿刺，但并非一概而论，如对于具有出血倾向者，需要谨慎实施。常见的并发症主要包括：穿刺部位疼痛和/或术后触痛；

甲状腺激素一过性升高；出血或血肿；一过性声音嘶哑；继发感染；因甲状腺或甲状腺结节血流丰富，或结节过大或过小，或质地过硬，术中穿刺未取到所需组织等。

（1）疼痛：大部分患者均可以耐受穿刺引起的轻微疼痛，所以，一般不需要麻醉。如果患者疼痛耐受差或过度紧张时可以使用局麻药。不过，所有的粗针穿刺术都需要局部麻醉。用2毫升一次性无菌注射器抽取2%利多卡因0.5毫升，沿预定的穿刺路径缓慢地注入皮下脂肪层直至甲状腺被膜。如果在穿刺时麻药被抽吸混入标本会影响穿刺结果，所以，要掌握好注射麻药的剂量和方法。如果遇上儿童或对注射有恐惧感的成人还可以外喷局麻药。

（2）出血：虽然穿刺前一般不需要常规测定出凝血时间，正在服用抗凝剂或水杨酸制剂者也不妨碍本检查，但此类患者的出血风险明显增加。所以，临床医师应评估患者出血风险、甲状腺和结节血流情况，决定是否能够穿刺。如果一般患者穿刺后当天出现因内部出血引起颈部肿胀，可先自行压迫局部5～15分钟，甚至更久，一般即可缓解。在甲状腺内形成的少量淤血或血肿，基本上在1周内逐渐被周围组织吸收。如不缓解需要及时就医。

（3）继发感染：虽然富含碘的甲状腺组织一般不容易继发感染，但整个操作过程仍需要严格遵守无菌操作要求。如果穿刺部位出现红肿压痛甚至伴发热，应考虑继发感染，并立即通知穿刺医师和相关人员，以便及时处理。

鉴于上述可能存在的不良反应，在进行检查前，患者及其家属需签署知情同意书，知情同意书需包括FNAC的意义、操作过程及可能出现的风险以及并发症。医务人员应告知患者此操作的安全性和微创性，以解除其顾虑。与此同时，还要告知患者在穿刺过程中密切配合医师操作，避免吞咽、咳嗽及说话，术后压迫止血15～20分钟。有些患者在结束穿刺离开检查床时可能会出现头晕、视物模糊甚至晕厥，排除器质性病变因素后，予休息观察半小时，无明显不适后才可以离开医院。另外，需要向患者解释此项检查因为结节本身、操作技术、标本处理等多方面的因素仍然存在一定的假阴性、假阳性和无法诊断率，必要时需要重复穿刺。

40. 什么是甲状腺粗针活检，与细针穿刺有什么区别？

虽然甲状腺结节细针穿刺细胞学检查（FNAC）是诊断甲状腺结节的重要方法之一，已广泛应用于结节性质的评估。然而，FNAC的固有局限性在于其取量的细胞较少，会出现标本不满意、细胞学结果不确定等临床问题，对临床诊断造成一定困难。另一项不容忽视的诊断方法就是粗针活检（CNB）。

CNB是指在局部麻醉下，将全自动或半自动活检针经皮置入甲状腺结节，切取组织条，送检至病理科行组织包埋和切面，继而进行组织病理检查的一项有创检查。

相比于FNAC，CNB有以下几点优势。

（1）可以获得足够的组织标本量，故可显著减少标本不满意。我们对同时具有FNAC和CNB病理结果的患者资料进行分析，结果发现，CNB的标本不满意率仅为3.2%，明显低于FNAC（35.2%）。

（2）可降低细胞学结果不确定的报告，并提高结节的最终诊断率。目前我们发现，CNB可显著降低细胞学上意义不明确的细胞非典型性病变以及可疑恶性的甲状腺结节的诊断率。

（3）可用于一些其他类型的甲状腺肿瘤的诊断，包括淋巴瘤、间质性癌、髓样癌和转移瘤等。

（4）CNB取下的组织标本可进行辅助免疫组化或分子学检测。

当然，较之FNAC，CNB的创伤较大，操作烦琐，出血风险高，一定程度上依赖操作者的技术水平。虽然目前CNB的最佳适应征尚未明确，也一般不作为甲状腺结节的一线评估方法，但作为FNAC的一种替代性诊断工具，其价值已获得认可。

41. 什么是甲状腺分子标志物检测？

近年来，基因诊断技术也越来越多的应用于良恶性甲状腺结节的评估。我们通常称这些被检测的特定基因为分子标志物。此外，一些用于帮助判断结节良恶性的蛋白，也属于分子标志物的范畴。通常而言，基因检测样本的获取通过细针穿刺就可以满足，而蛋白检测样本的获取需要粗针活检或手术切除获得。

目前被证实并在临床开展的甲状腺癌相关分子标志物主要有BRAF点突变、Ras突变、RET/PTC基因重排等，多见于甲状腺乳头状癌；Ras突变、PAX8/PPARγ基因重排，多见于甲状腺滤泡状癌；以及在甲状腺髓样癌中特异表达的RET突变。此外，一些肿瘤标志物如Galectin-3、HBME-1和CK19蛋白，亦可见于甲状腺癌。

甲状腺分子标志物检测的意义在于帮助判断结节良恶性、有助于判断预后以及选择合适的治疗方案。

三

甲状腺炎症篇

1. 甲状腺炎怎么分类？

甲状腺炎是一组常见的甲状腺疾病。它的临床分类多样（表2），按起病快慢可分为急性、亚急性和慢性甲状腺炎。其中，慢性甲状腺炎又分为慢性淋巴细胞性甲状腺炎和慢性纤维性甲状腺炎。

急性化脓性甲状腺炎（AST）是指甲状腺罹患细菌感染或真菌感染所致的急性炎症性疾病，其中，多数为细菌感染所致。AST是急性甲状腺炎的主要类型，但较为少见。本病可发生于任何年龄，多见于20～40岁女性，小儿左侧多见。

亚急性甲状腺炎是甲状腺炎的一种，简称亚甲炎，又称肉芽肿性甲状腺炎、巨细胞性甲状腺炎、亚急性疼痛性甲状腺炎等。作为一种较为常见的自限性炎性甲状腺疾病，近年来发病率呈显著上升趋势。本病的原因不明，一般多有病毒感染史，颈部疼痛是亚急性甲状腺炎最明显的症状。亚甲炎多在夏季和春季发病，以中青年女性发病率为高，女性是男性的3～5倍，高发年龄为30～50岁。本病为自限性疾病，大部分患者可以痊愈。

由于甲状腺组织中有大量淋巴细胞浸润，故慢性淋巴细胞性甲状腺炎又称自身免疫性甲状腺炎，属于自身免疫性甲状腺疾病（AITD），亦是最常见的器官特异性自身免疫性疾病之一。如果患者抽血检测，可能会看到相关抗体阳性，如促甲状腺激素受体抗体（TRAb），甲状腺过氧化物酶抗体（TPOAb）和甲状腺球蛋白抗体（TgAb）。淋巴细胞性甲状腺炎包括桥本甲状腺炎和萎缩性甲状腺炎两个临床类型，但前者甲状腺肿大，后者甲状腺萎缩。有人认为，萎缩性甲状腺炎是桥本甲状腺炎的终末期，也可能是两种独立的疾病。本病症状起病缓慢而隐匿，在患病初期，患者常无特殊症状，或仅有情绪低落、肌肉酸痛等不特异症状，最突出的表现为甲状腺肿大，一部分患者也可能出现烦躁、怕热、多汗等暂时性甲亢的症状。随着病情进展，不少患者会呈现甲状腺功能减退的表现，如怕冷、乏力、水肿、血脂增高等。

慢性纤维性甲状腺炎是较为罕见的甲状腺炎症，又称慢性侵袭性甲状腺炎、慢性木样甲状腺炎、Riedel甲状腺肿、慢性硬化性甲状腺炎等。本病进展缓慢，病程数月到数年，可自行停止发展，以正常的甲状腺组织被大量、致密的纤维组织所替代为特征。

表2　自身免疫性甲状腺炎的分型和特点

	分　型	特　点
1型自身免疫性甲状腺炎（桥本病1型）	1A 有甲状腺肿 1B 无甲状腺肿	甲状腺功能正常，TSH水平正常，常有TgAb和TPOAb存在
2型自身免疫性甲状腺炎（桥本病2型）	2A 有甲状腺肿（经典的桥本病） 2B 无甲状腺肿（原发性黏液性水肿，萎缩性甲状腺炎）	持续存在甲减，TSH水平升高，常有TgAb和TPOAb存在，一些2B型伴有阻断型TRAb存在
	2C 暂时加重的甲状腺炎	可能开始表现为暂时的甲状腺毒症（血清甲状腺激素升高伴有甲状腺摄碘率减低），然后经常出现暂时性甲减。但患者也可表现为暂时性甲减而没有之前的甲状腺毒症，TgAb和TPOAb存在
3型自身免疫性甲状腺炎（Graves病）	3A甲状腺功能亢进的Graves病 3B甲状腺功能正常的Graves病	甲状腺功能亢进或甲状腺功能正常而TSH被抑制，有刺激型TRAb存在，TgAb和TPOAb也常存在
	3C甲状腺功能减退的Graves病	眼病伴有甲状腺功能减低，有诊断水平的刺激型或阻断型TRAb可被发现，常有TgAb和TPOAb存在

注：TSH，促甲状腺激素；TRAb，促甲状腺激素受体抗体；TgAb，甲状腺球蛋白抗体；TPOAb，甲状腺过氧化物酶抗体。

2. 慢性淋巴细胞性甲状腺炎的病因和发病机制是什么？

慢性淋巴细胞性甲状腺炎是由遗传和环境因素共同作用而引起的器官特异性自身免疫性甲状腺疾病，其发病机制尚未彻底阐明。

（1）遗传因素：遗传因素在自身免疫性甲状腺疾病致病作用中起重要作用。大量研究发现，慢性淋巴细胞性甲状腺炎存在许多易感基因和某些保护基因。其有家族性聚集现象，同卵双胎疾病的共患率明显高于异卵双胎。

（2）环境因素：高碘摄入是慢性淋巴细胞性甲状腺炎发病的另一个重要因素，适碘和高碘地区的发病率高于低碘地区，摄碘量低的国家慢性淋巴细胞性甲状腺炎亦较少见。摄碘量过多可使隐性慢性淋巴细胞性甲状腺炎转变为显性，并可促进慢性淋巴细胞性甲状腺炎甲减的发生。高碘饮食可导致甲状腺上皮细胞损伤，再致免疫性损伤而诱发慢性淋巴细胞性甲状腺炎。另外，应激、情绪、吸烟及环境内分泌干扰物也可能与本病的发生有关。

（3）自身免疫因素：由于守卫人体的免疫系统，错误地对甲状腺产生抗体，引发自身免疫，此类机制亦较为复杂。遗传特异的甲状腺导致T细胞功能异常是本病的基本病因。在遗传易感的背景下，环境因素能增强甲状腺滤泡、淋巴细胞等免疫细胞的活性，通过细胞因子与免疫细胞共同作用导致慢性淋巴细胞性甲状腺炎的发生。

3. 慢性淋巴细胞性甲状腺炎的常见症状有哪些?

慢性淋巴细胞性甲状腺炎为甲状腺炎中最常见的临床类型,一般起病隐袭,大部分患者开始无症状,体检时的异常发现也不多。90%以上发生于女性。本病发展缓慢,病程较长,早期可无症状,当出现甲状腺肿时,平均病程已达2~4年。

本病最常见的症状为乏力,10%~20%患者有颈部局部压迫感或甲状腺区隐痛。质地坚韧的甲状腺中度肿大是慢性淋巴细胞性甲状腺炎最常见最突出的首发临床表现。事实上,甲状腺的肿大程度不一,可轻度至重度肿大,但多数为中度肿大,很少出现压迫颈部所致的呼吸和吞咽困难,压迫喉返神经者更为罕见。一般呈对称性甲状腺肿,也可单侧性肿大。触诊检查时,可发现甲状腺质地坚韧如橡皮样,表面可光滑,也可呈大小不等的结节状,一般与周围组织无粘连,吞咽运动时可上下移动。

慢性淋巴细胞性甲状腺炎患者甲状腺功能一般正常,有1/4患者表现为甲状腺功能轻度亢进或减退。这些患者在疾病早期通常有轻度甲亢,表现为怕热多汗,皮肤温暖而潮湿,有些患者出现低热,并容易兴奋多动,心悸,手抖,失眠不安,急躁易激动甚至躁狂。如病程迁延,数年后可出现一些甲减的临床表现,如畏寒、乏力、少言、懒动、嗜睡、反应迟钝、动作迟缓、水肿、体重增加、面色苍白、眼睑水肿、毛发稀疏,眉毛(眉梢处)脱落等。少数病例也可伴甲状腺相关眼病(突眼)。

4. 慢性淋巴细胞性甲状腺炎的特殊临床表现有哪些？

慢性淋巴细胞性甲状腺炎一般起病隐袭，大部分患者开始并无症状，或与其他甲状腺疾病或自身免疫性疾病合并存在，因此，要注意其特殊表现。

（1）桥本甲状腺炎合并甲亢（桥本甲亢）：是指桥本甲状腺炎与Graves病合并存在，也可相互转化，患者可有典型甲亢的临床表现和实验室检查结果。其原因可能与自身免疫性甲状腺炎使甲状腺破坏，甲状腺激素的释放增多有关，也可因存在有TRAb，刺激尚未受到自身免疫炎症破坏的腺体组织，使甲状腺激素水平增加。但由于腺体组织的不断被破坏，或由于阻断性TRAb的影响，最终可能会导致甲状腺功能减退。

（2）桥本甲状腺炎伴一过性甲亢：可能因炎症破坏了正常甲状腺滤泡上皮，使原贮存的甲状腺激素进入血循环有关。甲亢症状可短期内消失、不需抗甲状腺药物治疗，或对症给小量普萘洛尔（心得安）即可。

（3）儿童型慢性淋巴细胞性甲状腺炎：占儿童甲状腺肿的40%以上，多见于9～13岁的儿童，5岁以下者罕见。甲状腺功能大多正常。同成人相比，儿童慢性淋巴细胞性甲状腺炎患者的甲状腺质地像成人那样韧硬的较为少见，伴结节较少，TPOAb和TgAb的水平效价也较成人低，且TPOAb及TgAb阴性病例较成人多见。病理类型以淋巴细胞型多见，容易误诊为非毒性或青春期甲状腺肿。这些儿童通常无全身及其他局部症状，出现甲减时可影响生长发育。

（4）伴发甲状腺肿瘤：可表现为孤立性结节或多发结节，质地较硬，TPOAb和TgAb效价较高，病理学显示甲状腺结节周围部分为慢性淋巴细胞性甲状腺炎，结节部分为甲状腺瘤或甲状腺癌。合并本病的甲状腺结节中，甲状腺癌的发生率为5%～17%，一般为乳头状癌、滤泡状癌及非霍奇金淋巴瘤等，极少为甲状腺髓样癌。

5. 慢性淋巴细胞性甲状腺炎需做哪些检查？

（1）甲状腺功能检查：甲状腺功能检查结果取决于疾病阶段，大部分患者早期甲状腺功能可完全正常。少数患者在起病初期有一过性甲亢表现时，血总T_3、总T_4、游离T_3、游离T_4可增高，促甲状腺激素（TSH）降低。随着病情进展，逐渐过渡到亚临床甲状腺功能减退，患者可有T_3、T_4正常，但TSH升高。本病后期出现临床甲减时，游离T_4、总T_4、游离T_3、总T_3降低，TSH升高。

（2）甲状腺自身抗体测定：抗甲状腺抗体测定对诊断本病有特殊意义。大多数患者血中TgAb及TPOAb效价明显升高，可持续较长时间，甚至可达数年或十多年。目前认为，诊断桥本甲状腺炎，血清TPOAb测定优于TgAb测定，如进行两种抗体联合测定，其诊断价值增高。此外，TSH结合抑制性免疫球蛋白（TBⅡ）或甲状腺刺激抑制性抗体（TSBAb），在桥本甲状腺炎患者血清中的检出率分别为10%和20%。

（3）甲状腺超声：可表现为甲状腺弥漫性肿或结节性肿，回声不均匀，常见低回声，亦可甲状腺内存在低回声区或结节样改变区域，典型的表现为网格样特征（图26）。

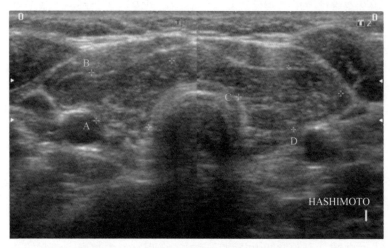

图26　慢性淋巴细胞性甲状腺炎的超声影像图

（4）甲状腺核素扫描：慢性淋巴细胞性甲状腺炎患者常显示甲状腺增大但摄碘减少，核素分布不均，为不规则的稀疏与浓集区，边界不清，类似"破补丁"样改变；如有较大结节可呈冷结节表现。但甲状腺显像在本病中无特异性。

（5）甲状腺131碘摄取率：慢性淋巴细胞性甲状腺炎患者可低于正常也可高于正常，多数患者在正常水平。

（6）过氯酸钾排泌试验：60%的患者阳性。

（7）甲状腺细针穿刺细胞学检查（FNAC）：FNAC方法简便，有助于在术前作出确定诊断，避免误诊手术。因此，在甲状腺明显肿大及下列情况应考虑慢性淋巴细胞性甲状腺炎合并癌或淋巴瘤的可能，需做穿刺或手术活检：①甲状腺疼痛明显，慢性淋巴细胞性甲状腺炎治疗和一般对症处理无效。②治疗后甲状腺不见缩小反而增大。③甲状腺肿大伴邻近淋巴肿大或有压迫症状。④腺内有冷结节，结节不对称、质硬、单发。淋巴细胞性甲状腺炎的细针穿刺细胞病理图片上，可以见有大量淋巴细胞、浆细胞，可有嗜酸性变的滤泡细胞出现。滤泡细胞团块排列，有较大的多形性。滤泡细胞嗜酸性变是本病的特征性改变，滤泡细胞胞质较宽，HE染色呈鲜艳的红色，背景较多淋巴细胞。纤维化病变明显时也可呈干抽，即难以抽出有效的组织和细胞。

⑥。如何诊断慢性淋巴细胞性甲状腺炎？

典型的慢性淋巴细胞性甲状腺炎，根据患者的症状体征诊断并不困难，但是临床表现不典型病例很容易被漏诊或误诊。

目前，对慢性淋巴细胞性甲状腺炎的诊断标准尚未统一，1975年Fisher提出5项指标诊断方案：①甲状腺弥漫性肿大，质坚韧，表面不平或有结节。②TgAb、TPOAb阳性。③血TSH升高。④甲状腺核素扫描有不规则浓聚或稀疏。⑤过氯酸钾释放试验阳性。5项中有2项者可拟诊，具有4项者可确诊。此后，学者相继提出数种慢性淋巴细胞性甲状腺炎的诊断条件或标准，其内容均大同小异，主要两条是弥漫性坚硬的甲状腺肿大和自身抗体阳性，由此70%～80%的患者可获确诊。如典型者，也无须进一步做活检。

临床上实践中，可根据以下几条确立诊断：①甲状腺弥漫性肿大，质地坚韧，不论甲状腺功能如何均应疑为本病。②凡是患者具有典型的临床表现，只要血中TgAb或TPOAb阳性，可基本确诊。③临床表现不典型者，需要有高效价的抗甲状腺抗体测定结果才能诊断。④同时有甲亢表现者，上述高效价的抗体持续存在半年以上。⑤必要时考虑做FNAC或手术活检检查。在诊断本病时，需与甲状腺癌鉴别，后者抗体阴性。⑥超声检查对诊断本病有一定意义。

值得注意的是，约10%的患者血清TgAb或TPOAb可呈阴性，而1%～10%的正常人可呈阳性；部分Graves病患者亦呈阳性。故自身抗体对诊断慢性淋巴细胞性甲状腺炎也应警惕假阳性和假阴性可能。

FNAC诊断慢性淋巴细胞性甲状腺炎的标准主要是：①滤泡上皮细胞多形性。②腺上皮细胞间有丰富或中度的淋巴细胞浸润，以成熟淋巴细胞为主，少量未成熟细胞。③有嗜酸性滤泡细胞、浆细胞和网状细胞等。

7. 慢性淋巴细胞性甲状腺炎需与哪些疾病鉴别？

慢性淋巴细胞性甲状腺炎有纤维化、大量淋巴细胞浸润和滤泡细胞嗜酸性变的特点，文献报道本病中甲状腺癌的发生率为5%～17%。因此，需与下列疾病鉴别。

（1）慢性侵袭性甲状腺炎：病因不明，进展缓慢，男女发病率为1：3，呈良性病程。好发于中年女性患者，有无痛性的甲状腺肿，肿大程度不等，触诊时发现甲状腺质地坚硬无压痛，与周围组织有粘连固定，并有明显的压迫症状，甲状腺功能正常或稍低时可考虑本病可能。甲状腺核素显像显示病变部位呈冷结节。超声检查提示甲状腺的回声较低，甲状腺组织与邻近组织结构的界限消失。CT或MRI检查可发现甲状腺组织纤维化。本病的确诊依赖甲状腺活检，可发现甲状腺组织广泛纤维化。

（2）Graves病：慢性淋巴细胞性甲状腺炎与Graves病的关系密切。两者均有自身免疫性抗体，均可表现为甲亢，有时两者同时存在，即桥本甲亢。少数患者在起病初期可有一过性甲亢，以后可有T_3、T_4正常，但TSH升高，或TRH兴奋试验TSH呈高反应，此时甲状腺^{131}碘摄取率也可升高，但可被T_3抑制试验所抑制，此点可与Graves病鉴别。慢性淋巴细胞性甲状腺炎的甲状腺质地较韧，以产生TgAb和TPOAb为主，而Graves病以产生TRAb为主，可帮助鉴别。但两者区别常较困难，必要时需行甲状腺组织活检进行鉴别。

（3）甲状腺癌：慢性淋巴细胞性甲状腺炎合并甲状腺癌的发生率为5%～17%。因此，对此类患者需长期随访。如出现甲状腺明显疼痛，增长快，扫描呈冷结节，颈部淋巴结肿大，甲状腺激素治疗无效时应做病理活检。

（4）甲状腺淋巴瘤：有报慢性淋巴细胞性甲状腺炎并发淋巴瘤的发生率为16%～50%，而且，重度慢性淋巴细胞性甲状腺炎可向淋巴瘤转变，需注意鉴别。多数甲状腺淋巴瘤的肿块增大迅速，伴有颈淋巴结肿大，很快出现压迫症状，甲状腺核素扫描为冷结节。慢性淋巴细胞性甲状腺炎合并淋巴瘤有时鉴别较难，需做病理学检测。

（5）无痛性甲状腺炎：特征为甲状腺大小正常或轻度肿大而无痛，可有结节，伴自发缓解性甲亢，血清T_3、T_4均升高，而甲状腺^{131}碘吸收率常明显下降，血沉正常或轻度升高，半数患者TgAb、TPOAb效价低或中度升高，病理检查为弥漫性或局灶性淋巴细胞性甲状腺炎改变，但组织纤维化及滤泡细胞却很少见，无肉芽肿变表现。本病为良性自限性疾病，一般2～8个月病情自行缓解。

8. 慢性淋巴细胞性甲状腺炎如何治疗？

目前，慢性淋巴细胞性甲状腺炎尚无根治方法，治疗的主要目的是纠正继发的甲状腺功能异常和缩小显著肿大的甲状腺。

一般轻度弥漫性甲状腺肿又无明显压迫症状，不伴有甲状腺功能异常者无须特殊治疗，可随诊观察，暂不治疗。对甲状腺肿大明显并伴有压迫症状者，采用甲状腺激素制剂（左甲状腺素片）治疗可减轻甲状腺肿。

如有甲减者，则需采用甲状腺激素替代治疗，以甲状腺片或左甲状腺素（优甲乐）治疗。一般从小剂量开始，优甲乐50～100微克/天，逐渐增量100～200微克/天，直到腺体开始缩小，TSH水平降至正常。其剂量因人而异，逐渐调整到维持量。老年或有缺血性心脏病者，优甲乐从12.5～25微克/天较小剂量用起，增加剂量应缓慢，以便TSH在变动剂量后能达到一个稳定浓度。

桥本甲亢患者应按Graves病治疗，可以给以嘧啶类或咪唑类药物抗甲状腺药物，一般剂量宜小，避免出现甲减。同时，给以β受体阻断剂普奈洛尔等来控制甲亢症状。通常不用[131]碘治疗及手术治疗。对于一过性甲亢者，甲亢为症状性，给以β受体阻断剂对症处理即可，无须抗甲状腺药物治疗。

因本病为器官特异性的自身免疫性疾病，可以给予免疫调节治疗，如维生素D_3、硒制剂等调节免疫或甲状腺局部免疫调节治疗。原则上不主张使用糖皮质激素和其他免疫调节剂。

一般而言，患者不宜选择手术和放射性核素治疗，因为不适当的手术切除和放射性核素治疗将促使甲状腺功能减退提前发生。但为明确诊断（恶性）或减轻压迫症状，临床上需采用手术治疗，如施行甲状腺峡部、部分或次全切除。若慢性淋巴细胞性甲状腺炎合并甲状腺癌或淋巴瘤则行根治性手术。有些患者有压迫症状并排除恶性病变者也可选择放射性核素[131]碘治疗缩小甲状腺，以减轻压迫症状。

9. 慢性淋巴细胞性甲状腺炎患者需要手术治疗吗？

内科治疗是慢性淋巴细胞性甲状腺炎治疗的主要手段。因为慢性淋巴细胞性甲状腺炎的手术治疗仍颇有争议，多数人认为没有必要，手术将毁损甲状腺，导致甲状腺功能减退。但也有研究认为，手术部分切除可降低免疫负荷以增强内科治疗效果，并可取得病理诊断，发现甲状腺癌。因此，手术治疗不能一概排斥，关键是要严格正确掌握手术适应证。这主要包括：①甲状腺肿大，有明显的压迫症状，尤其是药物治疗不能改善者。②临床上高度怀疑并发甲状腺恶性肿瘤或FNAC提示有癌变者。③甲状腺疼痛较剧，又不能耐受甲状腺激素治疗者。④并发Graves病反复发作，或有进展性Graves病症状者。

手术切除应把握原则，单纯慢性淋巴细胞性甲状腺炎患者的甲状腺切除量应适中，以缓解症状为准，尽量多保留些甲状腺组织。而且，手术后患者均应加强随访，定期测定游离T_3、游离T_4、TSH，多数患者需服用甲状腺激素以预防和治疗可能发生的甲状腺功能减退。

10. 慢性淋巴细胞性甲状腺炎的预后怎么样？

本病病程缓慢，20%的患者可发展为甲减。给予慢性淋巴细胞性甲状腺炎合理治疗，一般预后较好。对于甲状腺自身抗体阳性，而甲状腺功能正常的患者，应注意每年随访复查，及时发现是否存在甲减，必要时予左甲状腺素替代治疗。由于慢性淋巴细胞性甲状腺炎患者可能合并甲状腺癌，故需长期随诊。

此外，慢性淋巴细胞性甲状腺炎并非完全不可逆转，部分患者可自行缓解，有不少患者肿大的甲状腺可以缩小或消失。下列因素可能影响慢性淋巴细胞性甲状腺炎的预后。

（1）年龄：年轻患者甲状腺功能及免疫紊乱易于恢复，可能与机体良好的自我调节有关。

（2）遗传因素：有家族史的慢性淋巴细胞性甲状腺炎患者经过一段时间的替代治疗后，其甲状腺功能较无阳性家族史者更易于恢复正常，且可保持长期缓解。

（3）碘摄入：饮食中的含碘量及有无应用含碘药物也是影响慢性淋巴细胞性甲状腺炎预后的一个重要因素。高碘饮食，尤其是在富碘地区，可促进其发生发展。含碘药物如胺碘酮诱发慢性淋巴细胞性甲状腺炎甲减的发生。因此，此类患者即使甲状腺功能恢复正常，也应严格控制碘的摄入量。

（4）甲状腺摄碘率：高摄碘率的慢性淋巴细胞性甲状腺炎，甲状腺内存在大量有功能的甲状腺滤泡，甲状腺功能易于恢复正常。有严重而不可逆的甲减患者，甲状腺摄碘率低，通常需要长期应用甲状腺激素替代治疗。因此，甲状腺摄碘率对判断慢性淋巴细胞性甲状腺炎的预后很有意义。

（5）甲状腺肿大程度：一般而言，甲状腺肿大越明显，对替代治疗的效果越好，甲状腺功能越易于恢复正常。而伴甲状腺萎缩的慢性淋巴细胞性甲状腺炎，常伴有抑制型TRAb，预后相对较差。

（6）甲状腺自身抗体：刺激型和抑制型两种TRAb的相互消长决定着慢性淋巴细胞性甲状腺炎的甲状腺功能状态。抑制型TRAb阳性患者的甲状腺功能较难恢复，阴性则有利于疾病的缓解。动态观察TRAb，有助于预测慢性淋巴细胞性甲状腺炎的甲状腺功能，对其预后判断具用重要价值。

（7）TSH：TSH明显升高的慢性淋巴细胞性甲状腺炎甲减患者，经甲状腺激素替代治疗后，甲状腺功能易于恢复正常，且可长期维持；而TSH升高不明显者，甲减长期缓解的可能性较小。因此，TSH水平是判断慢性淋巴细胞性甲状腺炎预后的良好指标。

11. 慢性纤维性甲状腺炎及其病因是什么？

慢性纤维性甲状腺炎以正常的甲状腺组织被大量、致密的纤维组织所替代为特征。本病较为罕见，进展缓慢，病程数月到数年，可自行停止发展。

本病病因不明，有人认为慢性纤维性甲状腺炎是自身免疫反应的结果。其证据如下。

（1）在慢性纤维性甲状腺炎患者中检测到抗甲状腺抗体的比

例可高达67%。

（2）慢性纤维性甲状腺炎有包括淋巴细胞、浆细胞等在内的细胞浸润的病理学特点。在病变早期，可见大量淋巴细胞浸润形成淋巴滤泡，逐渐见到甲状腺滤泡及上皮细胞萎缩受累区域的甲状腺组织破坏，小叶结构消失，代之以广泛玻璃样变性的纤维性病变。

（3）被纤维化包裹的局灶性血管炎是慢性纤维性甲状腺炎另一个常见的病理学特点，可见到血管周围较多淋巴细胞、浆细胞浸润，有时还可见嗜酸细胞的聚集。

（4）部分慢性纤维性甲状腺炎患者对糖皮质激素的治疗效果好。

但是，患者的淋巴细胞和血清补体均在正常水平似乎不支持该病是自身免疫反应。

另一种理论认为，慢性纤维性甲状腺炎属于是全身性纤维硬化症的一部分，是原发性纤维化疾病。其纤维化病变甚至可以超越甲状腺被膜，侵犯邻近的颈部周围组织和器官，如颈部的肌肉、气管、食管、喉返神经和颈动、静脉等，常伴有其他部位纤维化，如纵隔、腹膜后、泪腺、胆囊等纤维化。因此，慢性纤维性甲状腺炎常伴有多灶性纤维化病变，这也提示该病可能是原发性纤维化病变，是全身性纤维硬化症的一部分。

12. 慢性纤维性甲状腺炎的临床特点有哪些？

慢性纤维性甲状腺炎进展缓慢，病程数月到数年，可自行停止发展。多见于 30 ~ 60 岁中老年女性，男女发病率为 1∶3，呈良性病程。

患者可以无临床症状，而被偶然发现或体检时发现。甲状腺的腺体正常或稍大，质地似木或石样坚硬而无痛，可为正常轮廓，累及一叶或整个腺体，与皮肤粘连，不随吞咽活动，周围淋巴结不大。甲状腺功能大多正常，当病变侵犯甲状腺两叶时，甲状腺组织被大量纤维组织取代后，可发生甲减，出现怕冷、疲乏、精神萎靡、嗜睡、食欲缺乏、体重增加、眼睑水肿、皮肤粗糙、毛发稀疏等症状。

甲状腺结构破坏，被大量纤维组织取代，病变常超出甲状腺，侵袭周围组织，如肌肉、血管、神经甚至气管，可产生邻近器官的压迫症状，如吞咽困难、呼吸困难、声音嘶哑、喉鸣等。压迫症状与甲状腺肿大程度不成正比。患者摄^{131}碘率大多正常，甲状腺自身抗体阴性或效价很低。甲状腺扫描未受累部分正常，受累部位无核素分布。

本病确诊依赖甲状腺活检，寻找并发现其他部位纤维化，如纵隔、腹膜后、泪腺、胆囊等纤维化更有利于诊断。本病可引起静脉血流淤滞、血管壁损伤和高凝状态而致脑静脉窦血栓形成，可能出现相应的临床表现。

13. 慢性纤维性甲状腺炎如何诊断？

对于中年女性患者，有无痛性的甲状腺肿，触诊质地坚硬无压痛，与周围组织有粘连固定，并有明显的压迫症状，甲状腺功能正常或稍低时，应考虑本病的可能。甲状腺核素显像显示病变部位呈冷结节。超声检查提示甲状腺低回声，甲状腺组织与邻近组织结构的界限消失。CT或磁共振检查可发现甲状腺组织纤维化。但本病确诊依赖甲状腺活检，可见受累腺体组织广泛纤维化。

影像学检查其他部位纤维化有利于诊断，如对纵隔、腹膜后、泪腺、胆囊等部位行影像学检查寻找有无器官纤维化，正电子发射计算机体层扫描检查可发现因淋巴细胞、浆细胞浸润的活动性炎症而导致代谢活性增强的腹部包块或甲状腺包块。

14. 慢性纤维性甲状腺炎怎么治疗？

慢性纤维性甲状腺炎缺乏特异性治疗，不同阶段的治疗方法取决于慢性纤维性甲状腺炎患者的临床表现。

（1）非手术治疗

1）糖皮质激素：部分慢性纤维性甲状腺炎患者对糖皮质激素治疗的效果好，可能是患者处于炎症的活动期。泼尼松初始剂量可高达100毫克/天，维持剂量为15～60毫克/天。部分患者停用糖皮质激素后获得长期缓解，但也有部分患者复发，原因不明，可能与炎症的活动性和本病的自然病程有关。

2）他莫昔芬（三苯氧胺）：对糖皮质激素治疗无效及复发的病例，可试用他莫昔芬治疗，以抑制脂蛋白氧化、减轻炎症。

3）甲状腺激素：对合并甲减患者，可给予甲状腺激素替代治疗。但对甲状腺功能正常者不必常规给予甲状腺激素治疗，甲状腺激素治疗对慢性纤维性甲状腺炎的病程没有影响。

（2）手术治疗：手术治疗慢性纤维性甲状腺炎有两个目的，一是明确诊断，二是解除压迫症状。研究表明，慢性纤维性甲状腺炎没有恶性肿瘤的特征，而且简单地将甲状腺峡部楔形切除，即可有效地缓解气管压迫症状。因此，通常手术楔形切除甲状腺峡部已经足够，部分病例可行甲状腺腺叶切除或大部切除。少部分患者需行气管切开。当怀疑有恶变时，应尽早进行手术探查和活检。

15。颈部疼痛，你关注甲状腺了吗？

很多人在出现颈部疼痛时，第一反应是扁桃体炎、咽炎等上呼吸道感染。这个其实不奇怪，因为他们常会因为受凉后才出现发热、鼻塞、流涕、咽痛以及颈部疼痛。所以，把这种颈部疼痛归之于上呼吸道感染似乎并没有错误。但是，这里面忽视了一个目前发病率越来越高的疾病——亚急性甲状腺炎。

亚急性甲状腺炎以女性多发，起病可急可缓，病程可持续数周至数月，甚至 1～2 年，常有复发。本病发病有季节性，夏季是其发病的高峰，可因季节或病毒流行而有人群发病的特点。因多数患者的病程为 2～5 个月，故称为亚急性甲状腺炎。发病时典型表现为咽痛，耳后及头部的放射痛，可伴发热、畏寒、乏力、肌肉酸痛、多汗。另外，由于甲状腺腺体遭到不同程度的破坏引起甲状腺激素释放入血，可伴有不同程度的甲亢症状，如心悸、急躁易怒、食欲亢进及大便次增多等。少数患者也可出现食欲缺乏、声音嘶哑、颈部压迫

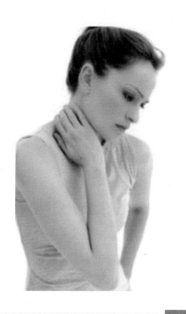

感。检查颈部时可发现颈前肿大，可为单侧或双侧，也可呈弥漫性或结节性肿大，触之较痛，并可放射至颌下、耳后、颈后或双臂等部位，因触痛明显，故患者拒按。发病早期心率加快，随着病情好转逐渐恢复正常。复发型患者的症状与体征重现，但较初发时减轻。

由于甲状腺位于气管前，邻近咽喉、腮腺等组织，故缺乏医学知识的患者常按照急性扁桃体炎、喉炎等治疗，服用抗生素或者解热镇痛药而仍反复发病不得缓解。因此，颈部疼痛不应该忽视了甲状腺，应及早至医院接受正规的治疗。

16。导致亚急性甲状腺炎的原因是什么？

患者至医院就诊，医师常会提问发病前的情况。目前认为，本病的发生与病毒感染有关，不少患者在发病前2周常有上呼吸道感染或腮腺炎病史等。因此，亚急性甲状腺炎又称为病毒性甲状腺炎，发病随季节变化而具有一定的流行性。患者的血液中存在病毒抗体，最常见的是柯萨奇病毒抗体，其次是流感病毒抗体、腮腺炎病毒抗体、腺病毒抗体等。甲状腺组织中可检测出病毒。少数无特殊感染史的患者可检出其他病毒及抗体等。另外，部分患者对这类病毒的易感性还存在遗传因素。

也有研究者认为，亚急性甲状腺炎属于自身免疫性疾病，因为有报告显示35%～40%的患者可检出抗甲状腺抗体，但其效价都不高，很可能系亚急性甲状腺炎损伤所致。因此，目前尚不能肯定自身免疫紊乱是引起亚急性甲状腺炎的病因，只能说明在亚急性甲状腺炎时存在暂时性的免疫系统功能障碍。

17. 亚急性甲状腺炎病情如何进展？

亚急性甲状腺炎典型表现者根据其病情进展情况分为3期，包括早期伴甲状腺功能亢进症，中期伴甲状腺功能减退症以及恢复期。

（1）早期为甲状腺功能亢进期，除了感染的一般表现外，由于甲状腺滤泡组织遭到破坏，引起大量甲状腺激素释放入血，出现甲状腺毒血症状，即甲亢。全身表现包括发热，伴畏寒、寒战、疲乏无力和食欲缺乏。局部特征性的表现为甲状腺部位即颈部疼痛和压痛，可放射至颌下、耳后甚至头部，做吞咽和咀嚼动作时疼痛可加重，疼痛严重的患者影响睡眠，日常生活受到极大影响。甲状腺病变范围也可不同，可先从一叶开始，逐渐扩大或转移到另一叶，或者病变始终限于一叶。病变的甲状腺腺体肿大，质地较硬，压痛明显。

（2）中期是由于破坏了甲状腺腺泡，甲状腺激素在人体内代谢耗竭，而甲状腺实质细胞尚未修复，血清甲状腺激素浓度可降至正常以下，故伴有一过性甲减，临床上可由甲亢逐渐转变为甲减表现，如乏力、怕冷、食欲缺乏等，而甲亢症状逐渐缓解。

（3）第三期为恢复期，患者临床症状如颈部疼痛逐渐好转，甲状腺肿大或可触及的结节逐渐消失，也有不少患者可能遗留小结节。如果治疗及时，大多数患者可痊愈，变成永久性甲减患者为极少数。

整个病程6～12个月。有些病例反复加重，持续数月至2年不等。有2%～4%的患者复发，极少数反复发作。

在不典型或轻型病例中，全身症状轻微，甲状腺仅略增大，疼痛和压痛较轻，可以耐受，无发热，临床上可不表现甲亢或甲减的症状。

18. 亚急性甲状腺炎如何明确诊断？

亚急性甲状腺炎的诊断依赖患者的症状和体征，血液学检查及甲状腺影像学相关检查。

（1）症状和体征：起病前 1 ～ 3 周常有病毒性咽炎等病毒感染史，伴全身不适、肌肉酸痛、心悸（心慌）、发热、多汗等症状，甲状腺在短期内迅速增大伴单个或多个结节，触之坚硬而压痛显著，吞咽时疼痛加重，临床上可初步拟诊为本病。

（2）血液学检查：早期红细胞沉降率（ESR）增高，可 > 100毫米/小时，一般 > 50毫米/小时即对本病有诊断意义。但值得注意的是，即使ESR不增快也不能排本病。血细胞计数或血常规显示，白细胞正常或减少。蛋白电泳呈现为白蛋白减少，球蛋白增加，主要是 γ 和 α_1 球蛋白增高。血清C反应蛋白亦是诊断亚急性甲状腺炎的参考指标，急性期，这一指标显著升高。

（3）免疫学检查：本病多与病毒感染有关，患者甲状腺组织及血清可检测到这些病毒，或者在血清中发现这些病毒抗体。其中，10% ～ 20%的患者在疾病的亚急性期发现甲状腺自身抗体，疾病缓解后这些抗体消失。甲状腺免疫球蛋白在初期也升高，恢复正常的时间比甲状腺激素晚。

（4）甲状腺功能测定

1）甲状腺毒症期：血清 T_3、T_4 升高，TSH降低。出现的原因是甲状腺滤泡细胞被炎症破坏，其内贮存的甲状腺激素释放入血，形成破坏性甲状腺毒症。

2）甲减期：血清T_3、T_4逐渐下降至正常水平以下，TSH回升至高于正常值。

3）恢复期：血清T_3、T_4、TSH恢复至正常。

（5）甲状腺24小时摄碘率的检查

1）甲状腺毒症期：虽然甲状腺功能提示甲亢，但摄碘率可降至10%以下，24小时摄^{131}碘率减低（<2%）。这与此期的血清学指标显示的甲亢特征形成鲜明的对比，临床上称为"分离现象"。出现的原因是炎症损伤引起甲状腺细胞摄碘功能减低，而甲状腺激素释放增多。

2）甲减期：摄^{131}碘率降低，然后逐渐恢复，这是因为贮存的甲状腺激素代谢殆尽，甲状腺细胞正处于修复当中。

3）恢复期：摄^{131}碘率恢复至正常。

（6）甲状腺超声检查：在疾病初期的特异性较高，超声波显像压痛部位常呈低密度影，边界不清，血流不丰富（图27）。

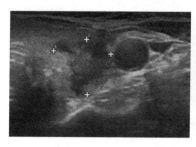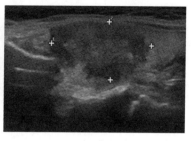

图27　局灶性亚急性甲状腺炎超声影像图

（7）甲状腺细针穿刺细胞学检查：早期典型细胞学检查可见多核巨细胞，片状上皮样细胞，不同程度的炎性细胞；晚期通常见不到典型表现。故不作为诊断本病的常规检查。

19. 亚急性甲状腺炎怎么鉴别诊断？

如前所述，甲状腺炎按发病缓急可分为急性、亚急性及慢性甲状腺炎；按组织病理学可分为化脓性、肉芽肿性、淋巴细胞性、纤维性甲状腺炎；按病因可分为感染性、自身免疫性、放射性甲状腺炎等。而亚急性甲状腺炎与其他甲状腺疾病可出现类似症状，故应予以鉴别诊断。

（1）急性化脓性甲状腺炎：甲状腺局部或邻近组织红、肿、热、痛，以及全身显著的炎症反应，部分可找到邻近或远处感染灶。血常规检查白细胞明显增多，其甲状腺功能及摄碘率多正常。

（2）结节性甲状腺肿出血：甲状腺内突然出血可出现甲状腺疼痛，出血部位有波动感。患者仅限局部症状而无发热等全身症状，ESR正常。甲状腺超声可予鉴别。

（3）桥本甲状腺炎：仅少数病例出现甲状腺疼痛，活动期ESR可轻度升高，并可出现短暂甲状腺毒症和摄碘率降低，但是无全身症状，血清中TgAb、TPOAb显著升高。

（4）无痛性甲状腺炎：本病是桥本甲状腺炎的变异型，是自身免疫甲状腺炎的一个类型。有甲状腺肿，临床表现经历甲状腺毒症、甲减和甲状腺功能恢复3期，与亚急性甲状腺炎相似。鉴别要点在于本病无全身症状，无甲状腺疼痛，ESR不增快，必要时可行FNAC鉴别，本病可见局灶性淋巴细胞浸润。

（5）甲亢：碘致甲亢或者甲亢时摄碘率被外源性碘化物抑制，出现血清T_4、T_3升高，但是摄^{131}碘率降低，需要与亚急性甲状腺炎鉴别。根据病程、全身症状、甲状腺疼痛、甲亢时

T_3/T_4 比值及 ESR 等方面可以鉴别。

20. 亚急性甲状腺炎怎么治疗？

亚急性甲状腺炎为自限性疾病，即经过一定时间的病程后病情会逐渐自行缓解，如同上呼吸道感染一般。故本病的早期治疗以减轻炎症反应及缓解疼痛为目的。主要包括两方面：一是减轻局部症状；二是针对甲状腺功能异常。

（1）口服药物治疗：大多数患者仅对症处理即可。轻症可用乙酰水杨酸（1～3克/日，分次口服）、非甾体抗炎药（如吲哚美辛75～150毫克/日，分次口服）或环氧酶-2抑制剂。疼痛剧烈、体温持续显著升高、水杨酸或其他非甾体抗炎药治疗48小时内无效者可应用糖皮质激素，它可迅速缓解疼痛，减轻甲状腺毒症症状。如泼尼松，采取"快上快下"的方针，初始剂量20～40毫克/日，3天后减量，维持1～2周，根据症状、体征及ESR的变化再缓慢减少剂量，总疗程最好不要超过8周。值得注意的是，包括糖皮质激素在内的药物治疗并不会影响本病的自然愈合过程，过快或过慢减量、过早停药均可使病情反复，应注意避免。停药或减量过程中出现反复者，仍可使用糖皮质激素，同样可获得较好效果。

患者伴有甲亢时，因甲亢是暂时性的，一般不采用抗甲状腺药治疗，通常给予非特异药物如普萘洛尔，常可奏效。另外，本病的甲减期也多为暂时的，通常甲减症状并不明显，故常不需甲状腺激素替代治疗。病情较重者，可用甲状腺激素替代一段时间。约有10%的患者可发生永久性甲低，需要长期甲状腺激素替代治疗。此外，中药对改善本病急性期症状有较好的治疗效果。

（2）甲状腺局部注射治疗：因口服糖皮质激素的副作用及药物依赖的发生率远高于局部用药，故目前对于重症以及迁延不愈的患者，较为理想的治疗为超声引导下甲状腺局部注射糖皮质激素，可以明显缓解症状，减少糖皮质激素的用量和不良反应。

21. 如何预防亚急性甲状腺炎预防，其预后怎么样？

增强机体抵抗力，避免上呼吸道感染及咽炎对预防本病有重要意义。亚急性甲状腺炎是自限性疾病，可自行缓解，相当部分患者因症状明显而需要治疗，但甲状腺局部不适可持续存在数月。

在发病后数周或数月，大多数患者甲状腺功能指标均恢复正常，而甲状腺滤泡贮备碘功能以及甲状腺超声影像学改变的恢复却很慢，可以长至临床完全缓解以后的1年以上。一些患者在病情缓解后，数月内还可能再次或多次复发，疲劳、情绪波动以及受凉是最主要的诱因。

本病所导致的永久性甲状腺功能减低的发生率不到10%，在以前曾有甲状腺手术或同时伴自身免疫性甲状腺炎的患者易发生这种情况。极少数病例可发展为慢性淋巴性细胞性甲状腺炎或毒性弥漫性甲状腺肿。

22. 产后甲状腺炎的由来及流行特点是什么？

产后甲状腺炎是自身免疫性甲状腺炎的一个类型，是指妊娠前甲状腺功能正常的妇女在产后1年内出现的甲状腺功能异常。通常发生在产后2～6个月内。国际上，产后甲状腺炎的患病率1.1%～16.7%，在碘充足地区平均患病率为7%。我国研究者报告的患病率是11.9%。

23. 产后甲状腺炎的病因有哪些？

（1）自身免疫：现已证明本病与自身免疫密切相关。孕妇为了使体内胎儿生存，常会出现妊娠期免疫抑制，以防止对胎儿的伤害，尤其是中后期更加明显。但分娩后免疫抑制解除，潜在的自身免疫性甲状腺炎转变为临床形式而表现出症状。妊娠早期（前3个月）TPOAb阳性者，产后甲状腺炎发病率高达30%～50%。TPOAb阳性妇女发生产后甲状腺炎的危险性是TPOAb阴性妇女的20倍，因此，TPOAb是预测妊娠妇女发生产后甲状腺炎的重要指标。产后TPOAb水平高者通常提示其产后免疫反弹现象，其免疫介导的甲状腺破坏程度严重。近些年，也有妇女在妊娠早期自然或择期流产（包括异位妊娠）后1年内发生甲状腺炎，类似于产后甲状腺炎，且在妊娠前抗体阳性者较抗体阴性者发生流产危险性高2倍。由此可见，非足月妊娠的体内免疫学变化也可能使患者发生产后甲状腺炎。若患者还合并患有其他自身免疫性疾病如系统性红斑狼疮、自身免疫性肝炎等，发生产后甲状腺炎的风险会有所增加。

（2）遗传：研究表明，本病具有人类白细胞抗原多态性。大量的临床及实验室研究提示，另一种自身免疫性甲状腺炎，即桥本甲状腺炎与本病可能存在共同病因。有人则认为，本病是慢性淋巴细胞性甲状腺炎的变异。

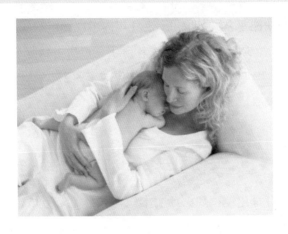

（3）碘摄入过量：这也是诱发产后甲状腺炎的因素之一。甲减最容易发生在日摄碘量高于其日需要量的有本病病史的妇女。在碘充足地区，妊娠或产后期间甲状腺抗体阳性者，本病发生率为35%，明显高于总体妊娠妇女的4%～9%。

24。产后甲状腺炎有哪些表现？

根据产后甲状腺炎发生甲状腺功能异常的不同，典型的临床表现会依次经历甲亢期、甲减期和恢复期，但少有患者会完整的经历这3个过程。临床上，约有一半的患者只会经历一过性的甲减期，约有1/4的患者只经历甲亢期。

（1）甲亢期：本期临床表现短暂，有时模糊不清而易被忽略或漏诊。甲亢期通常发生在产后前3个月内，可持续1～2个月。表现为怕热、心悸（慌）、乏力、急躁易怒等，其产生的原因是甲状腺组织被炎症破坏后，甲状腺激素释放入血导致甲状腺毒症。其发生率约为50%，如甲状腺毒症阶段超过2个月，通常症状较为明显，可伴有神经精神症状。51%的产后甲状腺炎患者甲状腺体积增大，多为轻度弥漫性肿大，质地均匀，偶尔不表现为弥漫性肿大而呈单个孤立结节，无触痛，无血管杂音。

（2）甲减期：25%～42.3%患者只有短暂性甲减这一阶段的表现，多于产后3～12月出现，持续4～6个月，表现为畏寒，体重增加，水肿，食欲减退，肌肉、关节疼痛和僵硬，以及疲乏无力、注意力不集中、便秘等症状。有时表现精神障碍，可误被认为是产后抑郁症。甲减的原因系甲状腺滤泡上皮细胞被炎症损伤后，甲状腺激素合成减少。实验室检查显示，TSH水平逐渐升高，血清甲状腺激素水平下降。另外，本病甲状腺自身抗体阳性妇女抑郁症发生率增高，达8.8%～30%。2019年，我国的相关指南中提出，所有抑郁症患者，包括产后抑郁症患者，均应筛查是否存在甲状腺功能异常。

（3）恢复期：发生在产后6～12个月。甲状腺激素水平和摄^{131}碘率逐渐恢复至正常。少数病例可以在产后甲状腺炎恢复后3～10年发生甲减。产后甲状腺炎患者甲状腺可以轻、中度肿大，质地中等，但无触痛。永久性甲减发生于10%～23%的患者。这类产后甲状腺炎患者中TPOAb阳性者约50%日后发生甲减，疾病早期发生一过性甲减者25%～30%发生永久性甲减。出现永久性甲减时可无甲状腺肿大。

此外，部分患者可出现停经或子宫出血，或出现伴催乳素增高的停经，常被误认为垂体病变。这类患者多在产后5～10个月内恢复正常。

25. 产后甲状腺炎的实验室检查有哪些？

（1）常规血液学检查：白细胞正常，ESR正常或轻度加快。

（2）甲状腺功能检查：甲亢期间血清T_3、T_4增高，且一般T_3/T_4比值升高，TSH减低。甲减期间血清T_3、T_4减低，TSH升高至正常水平以上。

（3）免疫学检查：血清甲状腺球蛋白（Tg）可升高，与甲状腺淋巴细胞浸润及腺体破坏相关。血清TPOAb水平升高，但其测得的效价值较桥本甲状腺炎低。约2/3患者甲状腺相关抗体阳性，TPOAb阳性率明显高于TgAb。

（4）甲状腺摄[131]碘率：在甲亢期因甲状腺滤泡细胞破坏，摄碘功能下降而摄[131]碘率明显降低。在甲状腺功能低下阶段有所恢复。甲亢期的特征性表现是血清甲状腺激素水平与摄[131]碘率呈现"双向分离"现象，即血清T_4、T_3水平升高，摄[131]碘率显著降低。

（5）过氯酸钾释放试验：对患产后甲状腺炎后2～4年，甲状腺功能仍正常的妇女进行过氯酸钾释放试验，大部分患者呈阳性反应，提示这些妇女存在持久性甲状腺碘有机化缺陷。这种缺陷与试验前甲状腺自身抗体阳性的效价呈正相关。但目前临床已较少开展这项检查。

（6）甲状腺超声检查：可表现低回声，而持续低回声可能提示甲状腺自身免疫破坏过程持续存在。

（7）甲状腺穿刺活检：一般不作为常规检查，必要时做出的结果有利于诊断和鉴别诊断。甲状腺病理检查显示，局限性或广泛淋巴细胞及浆细胞浸润甲状腺组织，有时可见中央透明的滤泡存在。无生发中心及淋巴滤泡。

26. 产后甲状腺炎如何诊断，需与哪些疾病进行鉴别诊断？

（1）诊断：由于临床表现的非特异性和短暂性，本病很易漏诊。既往产后甲状腺肿多归因于单纯性甲状腺肿。而目前需注意，分娩后1年内出现疲乏、心率加快、甲状腺肿大或持续闭经者，应考虑本病。特别是妊娠期甲状腺肿及伴有高效价甲状腺自身抗体的患者、有自身免疫甲状腺病家族史者，产后发生本病的危险性增加，需提高对本病的警惕性。甲状腺功能正常的产后甲状腺炎占4%，产后出现甲状腺肿或甲状腺进行性增大，提示即使无功能改变也可能是产后甲状腺炎。

本病的诊断标准如下：①产后1年之内发生甲状腺功能异常，可以表现为甲亢甲减双相型、甲亢单相型和甲减单相型3种形式之一。②产前无甲状腺功能异常病史。③排除产后Graves病。

（2）鉴别诊断：产后甲状腺炎应该与产后Graves病相鉴别，主要包括以下4个方面：①产后Graves病常有产前的Graves病的病史或伴有Graves病特征性表现，如浸润性突眼等，甲状腺血管杂音或胫骨前黏液性水肿、甲亢症状较重。②摄[131]碘率在产后甲状腺炎甲亢期减低，而在产后Graves病中增高，但受哺乳限制，患者不能做[131]碘摄取率测定。值得注意的是，两者均为甲状腺自身免疫性疾病，可合并存在，此时，^{131}碘摄取率不能作为鉴别诊断的依据。③需测定TRAb，TRAb在产后Graves病患者中呈阳性，但在产后甲状腺炎中则为阴性。④必要时行甲状腺针吸细胞学检查加以鉴别。但不排除患者同时患上产后甲状腺炎和Graves病的可能。此时，需要专业的内分泌科医师进行进一步的随访观察和判断。

27. 产后甲状腺炎如何治疗与监测，预后怎样？

总的来说，多数产后甲状腺炎病情呈现自限性过程，患者的甲状腺功能可在数月内恢复至正常。一般在病程中，给予药物对症处理即可。产后甲状腺炎的甲减期患者中，有10%～20%的患者会转为永久性甲减。TPOAb效价持续升高者，有形成永久性甲减的倾向。TPOAb阳性者，永久性甲减发病率为12%～30%，而TPOAb阴性者，仅1.4%发展为永久性甲减。

（1）甲亢期：此期呈一过性表现，一般不需要服用抗甲状腺药物。甲亢症状严重者可给予β受体阻断剂等对症治疗，可改善甲状腺毒症引起的症状，常用普萘洛尔30～60毫克/日，分次服用。甲状腺毒症期之后，患者应每2个月复查1次血清TSH，以便及早发现疾病是否进展为甲减。

（2）甲减期：此期可予左旋甲状腺激素治疗，根据患者TSH水平和临床表现确定和调整药物剂量。每4～8周随访1次，直至甲状腺功能恢复正常。在持续治疗6～12个月后，可以酌情尝试逐渐减少剂量。但是，对于有再次妊娠意愿，已妊娠或哺乳期的妇女暂时不用减少药物的剂量。曾患产后甲状腺炎的妇女在产后5～10年内发生永久性甲减的危险性明显增加，建议每年监测TSH。若自觉有甲减的相关症状，应缩短复查频率，及时就诊。一旦发现甲减，应当及时治疗，永久性甲减患者需终生使用甲状腺激素替代治疗。

28. 产后甲状腺炎怎样筛查及预防？

有部分研究表明，患者如果在妊娠期发生甲减，会影响胎儿的神经系统发育，导致孩子的智力发育减慢或者异常。而对于既往患有产后甲状腺炎的女性，不排除发展为永久性甲减的可能。因此，有必要对高危患者进行产前的常规筛查。对于既往诊断产后甲状腺炎的患者，若计划再次妊娠，也需要先确认甲状腺功能是否正常。妊娠期间也要定期监测甲状腺功能。

妊娠妇女产前定期测定TPOAb对于预测该病的发生具有重大意义，特别对阳性抗体者应进行产后甲状腺功能的严密随访。由于在产后6个月有82.2%的该抗体阳性者发生甲状腺功能异常，故有专家建议，对已知TPOAb阳性的高危人群及既往患本病的患者，产后3～6个月要监测血清甲状腺激素和TSH，并定期随访。

另外，虽然目前尚无足够证据说明产后抑郁症与产后甲状腺炎、甲状腺自身抗体相关。但若甲减诊断明确，其导致的产后抑郁症是可以治愈的，故主张在产后抑郁症患者中也要常规筛查甲状腺功能，以便及时治疗。另外，应尽量避免给有本病病史的妇女使用含碘药物或造影剂，以免诱发甲减。

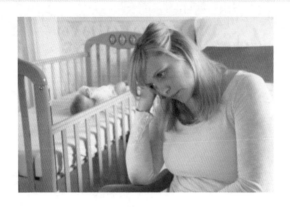

29。什么是急性化脓性甲状腺炎？

急性化脓性甲状腺炎是甲状腺炎的一种少见类型，系由金黄色葡萄球菌等引起的甲状腺化脓性炎症，多继发于口腔、颈部等部位的细菌感染。

30。急性化脓性甲状腺炎的病因有哪些？

急性化脓性甲状腺炎常见的病原菌为金黄色葡萄球菌、溶血性链球菌、肺炎链球菌、革兰阴性菌等。细菌可经血液、淋巴、邻近组织器官感染蔓延或穿刺操作进入甲状腺。大部分病例继发于上呼吸道、口腔或颈部软组织化脓性感染的直接扩散，如急性咽炎、化脓性扁桃体炎等。少部分病例继发于败血症或颈部开放性创伤。营养不良的婴儿、糖尿病患者、身体虚弱的老人或免疫缺陷的患者易发。

31. 哪些人是急性化脓性甲状腺炎的易感人群?

营养不良的婴儿、身体虚弱的老人、免疫功能低下的患者是本病的易感者。细菌是最常见的致病原因(占68%),厌氧菌和需氧菌混合性感染较常见。真菌(尤其是念珠菌)感染占15%、寄生虫感染占5%、肺囊虫和梅毒(3%)感染少见。病毒感染非常少见,但已有几例艾滋病患者甲状腺受到巨细胞病毒感染的报道。

32. 急性化脓性甲状腺炎的感染途径有哪些?

可继发于上呼吸道及上消化道感染(如咽炎、扁桃体炎)。全身或局部的细菌感染可经血液、淋巴管到达甲状腺;邻近化脓性病灶直接侵入甲状腺组织或甲状腺结节或囊肿内引起;咽喉梨状窝瘘是急性化脓性甲状腺炎的感染途径,尤其在儿童,这些病例都具有从左咽喉梨状窝通向甲状腺的内瘘。这种内瘘来自第4或第3鳃囊。由于对该病的认识与重视,虽然报告例数增加,但感染途径明确的病例并不多见。

33. 急性化脓性甲状腺炎的临床表现有哪些?

急性化脓性甲状腺炎可以表现为全身中毒症状和甲状腺局部

症状。

（1）全身中毒症状：患者可出现发热、出汗，并有周身不适伴乏力等。

（2）甲状腺局部症状：由于甲状腺局部存在急性炎症，故可出现颈部局部红肿，呈弥漫型或局限型肿大，并伴耳、下颌或头枕部放射痛。如累及喉返神经、气管和食管时，患者可有声音嘶哑、呼吸不畅或吞咽困难等症状。触摸甲状腺时，局部触痛显著，患者的颈部活动受限，如形成脓肿时，局部可有轻微波动感。

34. 有哪些实验室检查提示急性化脓性甲状腺炎？

急性化脓性甲状腺炎一般需要行下列相关检查，以帮助明确疾病的诊断，并指导下一步如何治疗。

（1）血常规：可见周围血白细胞计数和中性粒细胞升高。

（2）红细胞沉降率（ESR）与C反应蛋白（CRP）：急性炎症时一般会出现ESR显著加快和CRP显著增高，经治疗可逐渐降低。

（3）甲状腺功能检查：细菌感染的急性甲状腺炎患者，其甲状腺功能大都正常，但在真菌感染的病例中，甲状腺功能大多偏低，而分枝杆菌感染的患者则多有甲亢倾向。

（4）细菌学检查：颈部穿刺抽吸脓液进行细菌培养、革兰染色有助于确定感染细菌种类。

（5）甲状腺超声：可有助诊断，并且判断脓灶所在，有助于进一步行超声引导下穿刺抽吸。

35. 有哪些影像学检查提示急性化脓性甲状腺炎？

（1）甲状腺扫描：90%以上的细菌感染患者和78%的分枝杆菌感染的患者，可发现凉结节或冷结节。

（2）彩超：可发现甲状腺单叶肿胀或脓肿形成，并且判断脓灶所在，有助于进一步行超声引导下穿刺抽吸。

（3）X线检查：可了解气管偏移或受压情况，有时可发现甲状腺及甲状腺周围组织中由产气细菌产生的游离气体。

（4）CT或磁共振成像检查：可发现其他如纵隔等部位同时存在的脓肿。

36. 急性化脓性甲状腺炎的相关并发症有哪些？

急性化脓性甲状腺炎的并发症主要包括两类：一是甲状腺炎症产生的甲状腺相关的并发症，如甲状腺功能异常、局部压迫；二是感染的扩散和全身症状。

（1）甲状腺功能紊乱：由于腺体的破坏，临床可出现暂时性甲减和黏液性水肿。

（2）脓肿局部压迫：甲状腺脓肿压迫神经和气管，可出现声带麻痹、气管阻塞、局部交感神经功能紊乱等表现。

（3）感染局部蔓延：甲状腺脓肿破裂向周围组织和器官（如前纵隔、气管及食管）穿破及扩散，可引致颈内静脉血栓形成和气管穿孔等。

（4）全身扩散：感染经血路全身扩散，患者可并肺炎、纵隔炎、心包炎、脓毒血症等。若延误治疗常可导致死亡。

37. 如何治疗急性化脓性甲状腺炎？

（1）抗生素治疗：脓液细菌培养及药敏试验结果前，宜选用广谱抗生素。通常针对链球菌和金黄色葡萄球菌，采用口服耐青霉素酶的抗生素，如双氯青霉素或联合青霉素及β内酰胺酶抑制剂。对症状较重的患者，应采用注射给药，对青霉素过敏者，可选用大环内酯类药物（如阿奇霉素），有效抗生素的使用至少持续14天。

（2）切开引流、手术切除：早期使用抗生素治疗，可防止炎症进一步发展和脓肿形成。但如果脓肿形成后，仅使用抗生素并不足够，在超声或CT检查发现局部脓肿，或发现游离气体时，需切开引流。如有广泛组织坏死或持续不愈的感染时，则应行甲状腺切除手术，清除坏死组织，开放伤口。

（3）甲状腺激素替代治疗：在严重、广泛的急性甲状腺炎，或组织坏死导致暂时性、长期性甲减时，应行甲状腺激素替代治疗。

38. 急性化脓性甲状腺炎的预后如何？

本病的预后良好，可以自然缓解。一些患者在病情缓解后，数月内还可能再次或多次复发，但最终甲状腺功能大多回至正常。

39. 局部注射疗法可以治疗哪些甲状腺炎症？

甲状腺局部注射疗法是近十几年开展起来的治疗甲状腺疾病的一种新方法，主要适用于Graves病、慢性淋巴细胞性甲状腺炎、产后甲状腺炎、亚急性甲状腺炎和甲状腺相关性眼病。其机制是利用糖皮质激素等药物在甲状腺局部的高浓度状态，通过直接接触和缓慢浸润作用，以稳定腺体细胞膜结构、抑制炎症及减轻免疫反应。

临床上，单用或联合应用甲状腺局部免疫调节治疗自身免疫性甲状腺疾病，不仅有效缓解了患者的症状，能缩小甲状腺、改善甲状腺功能，且常能从根本上达到治愈的目的，以其操作简便、创伤性小、并发症少、复发率低的优势，弥补了传统治疗方法的不足，使甲状腺疾病的治疗有了新的飞跃。我们自开展局部注射疗法治疗甲状腺疾病以来，已经取得了良好的临床效果。

四

甲状腺结节与肿瘤篇

1. 发现了甲状腺肿大后怎么办？

发现或怀疑甲状腺肿大后，不论是否有不适症状，均应至医院就诊，请医生进一步检查（图28），明确是否有甲状腺肿大，并行进一步检查明确肿大的原因，以及是否存在甲状腺功能异常。如有甲状腺结节存在，还应进一步明确结节性质。一般来说，内分泌科医师会建议甲状腺肿患者检查甲状腺超声、检验甲状腺激素水平，甚至检查甲状腺自身抗体以及尿碘来明确甲状腺病变的性质。必要时，还会进一步测降钙素和甲状旁腺激素、肿瘤指标及电解质等指标。如果怀疑结节性质恶性，或患者颈部受

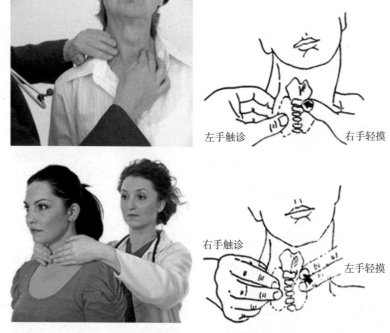

左手触诊　　　　　　　　　　右手轻摸

右手触诊　　　　　　　　　　左手轻摸

图28　医师检查甲状腺的标准姿势

压症状比较明显，会进行并检查颈部计算机体层扫描（CT）或磁共振成像（MRI）检查，极少数极为严重的患者或可能采取正电子发射计算机体层显像（PET-CT）检查。

2。甲状腺肿大是如何分度的？

确定甲状腺肿大的程度，就要学会正确地触摸甲状腺。这里介绍两种专业医师常用的方法。

（1）正面触诊甲状腺：用拇指从颈部前方由下向上触摸检查峡部时，一只手的拇指施压于这一侧甲状软骨，将气管推向对侧，另一手示指、中指在对侧胸锁乳头肌后缘向前推挤甲状腺侧叶，拇指在胸锁乳突肌前缘触诊，配合吞咽动作，触摸甲状腺侧叶（图29）。可触及被推挤压的甲状腺。同样的方法可检查另一叶甲状腺。

（2）背面触诊甲状腺：用示指从颈部前方由下向上触摸，可感到气管前软组织，判断有无增厚以检查甲状腺峡部。然后触摸

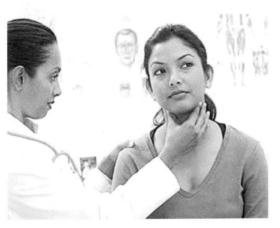

图29　甲状腺正面触诊

甲状腺侧叶，一手示指、中指施压于一叶甲状软骨，将气管推向对侧，另一手拇指在对侧胸锁乳突肌后缘向前推挤甲状腺，示指、中指在其前缘触诊甲状腺。触到肿大的甲状腺时，如让被检查者做吞咽动作，甲状腺随之上下移动，可帮助判断。

临床上，甲状腺肿大共分为Ⅲ度：①不能看出肿大，但医师对颈部进行检查时能触及者为Ⅰ度。②能看到肿大又能触及，但在胸锁乳突肌以内者为Ⅱ度。③甲状腺明显肿大，且已超过胸锁乳突肌外缘者为Ⅲ度。简单来说，在吞咽时若能看出喉结下方位置有包块随吞咽上下活动，即很有可能为甲状腺Ⅱ度或以上程度肿大。

3。什么是生理性甲状腺肿？

生理性甲状腺肿是指由于甲状腺的非炎性或非肿瘤性因素阻碍甲状腺激素合成而导致的代偿性甲状腺肿大（图30），通常情况下患者既无甲亢也无甲减的表现。由于机体对甲状腺激素的需要增加，所以垂体TSH分泌增加，或出现与TSH类似物质的增加（如人绒毛膜促性腺激素），引起甲状腺增生和肿大。多出现在青春期、妊娠期、哺乳期、寒冷、感染、创伤和精神刺激时。

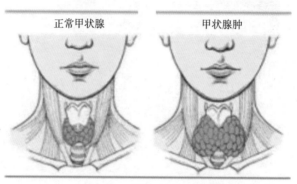

正常甲状腺　　　甲状腺肿

图30　生理性甲状腺肿

4. 什么是甲状腺结节？

甲状腺结节是指甲状腺细胞在局部异常生长所引起的散在病变（图31）。通俗地说，甲状腺结节是甲状腺内部出现的团块状改变，可以通过单纯的体检发现，也可以经超声等影像学检查发现。但能触及、却在超声检查中未能证实的"结节"，一般不能定义为甲状腺结节。体检未能触及、而在影像学检查偶然发现的结节称作"甲状腺意外结节"。

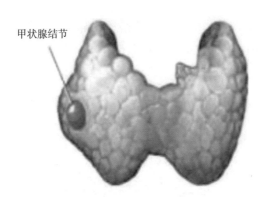

甲状腺结节

图31　甲状腺结节

5. 甲状腺结节常见吗？

结节性甲状腺疾病是最常见的内分泌疾病之一。在美国，触诊可及的结节性甲状腺疾病的患病率为4%～7%，通过超声检查的发现率更高，达19%～67%。尽管发病率高，但结节性甲状腺疾病主要以甲状腺良性结节占绝大多数（＞95%），甲状腺癌的发生率低于5%。

2005～2006年，我们曾在江苏省6个地区进行调查，调查对象为20岁以上的常住（＞5年）居民6128人，进行甲状腺超声检查。结果发现，甲状腺结节的患病率为21.12%，男性和女性的粗患病率分别为14.55%和25.24%。也就是说，100人中有21人患有甲状腺结节。根据人口的年龄和性别进行标化，最终发现，整体实际患病率为15.69%，男性和女性分别为11.20%和20.40%。其中，2/3以上都是最大直径＜1.0厘米的小结节。2011年，我们向南京市栖霞区9947名40～79岁常住居民进行调查，结果发现，甲状腺结节患病率为26.7%，其中男性20.2%，女性30.0%，女性的患病率在各年龄组均显著高于男性。在我国，2010年公布的《中国十城市甲状腺疾病流行病学调查》结果显示，我国甲状腺结节患病率为18.6%。

因此，总体来看，我国居民甲状腺结节的总体患病率较高，多见于女性，其中多以最大直径＜1.0厘米的小结节最为多见。

6。 与甲状腺结节有关的因素有哪些？

甲状腺结节的病因较为复杂。目前总体认为，甲状腺结节的发生，可能与遗传和某些环境因素关系密切。

从遗传角度来看，甲状腺结节和各类甲状腺癌的发生可能与某些癌基因、抑癌基因的突变、激活、抑制与缺失等有关。

从环境角度来看，与发病相关的危险因素也比较多。如碘摄入异常、感染、免疫功能紊乱、应激、放射线接触等在甲状腺结节的发生、发展中也扮演了重要角色。在遗传与环境因素交互作用下，导致多种甲状腺疾病的发生。由于甲状腺细胞发生退行性变、炎症、自身免疫以及新生物生成等，临床上都可以表现为甲状腺结节。

另外，甲状腺结节的发现，与采用的检查手段、受检人群年龄、性别构成不同等诸多因素有关，导致报告的结果差异较大。一般而言，女性患病率高于男性。甲状腺结节的患病率随年龄增长逐渐增高。在低碘地区，发病率显著升高。若儿童期接受过头颈部放射治疗，甲状腺结节患病率将明显增加。另外，甲状腺疾病患者中有结节的比例明显高于其他人群。吸烟对结节的产生也有不利影响。

7。碘与甲状腺结节有关系吗？

碘是人体必需的微量元素，无论碘缺乏还是碘过量，都对甲状腺产生不良影响。碘与甲状腺结节的关系，也是十分令人关注的话题。

一般认为，碘缺乏导致地方性甲状腺肿，碘缺乏导致甲状腺激素合成减少，TSH 水平增高，刺激甲状腺滤泡增生肥大，发生甲状腺肿大。在碘缺乏地区，甲状腺结节患病率明显升高。中度缺碘地区患者的甲状腺结节体积明显大于轻度缺碘地区患者的甲状腺结节体积。丹麦一项研究表明，在碘中度缺乏地区，甲状腺结节体积更大且更易在体检时发现。

另外，碘补充过量也可能引起甲状腺结节增加。自1996年我国实行普遍食盐碘化政策以来，碘缺乏病防治工作取得了显著成效，甲状腺肿的患病率降低了一半左右。与此同时，人群的研究发现，甲状腺结节的患病率比以前明显增加了。结合国际上的研究，人们推测碘过量与甲状腺结节存在相关关系。

但也要看到，过去20年来，高频超声的广泛应用，尤其是在常规体检中的使用，可以使更多、更小的甲状腺结节被筛查出来。这可能是近些年来甲状腺结节患病率如此高的更重要原因。

8. 甲状腺结节怎么分类？

从结节数量来分类，可以分为单发性结节和多发性结节。

从超声回声来看可分为囊性结节、囊性为主结节、实性为主结节和实性结节。囊性是指结节内囊性成分大于90%，囊性为主是指结节内囊性成分为50%～90%，实性为主是指实性成分占结节的50%～90%，实性是指结节内实性成分＞90%。其中，囊性为主和实性为主结节统称为混合性结节。

从病理角度看，可分为良性结节和恶性结节。良性结节包括良性滤泡性结节（腺瘤样结节、胶质结节）、淋巴细胞性甲状腺炎、肉芽肿性甲状腺炎等。恶性结节包括原发性肿瘤，如甲状腺乳头状癌、甲状腺滤泡细胞癌、Hurthle细胞癌、甲状腺未分化癌、甲状腺髓样癌、淋巴瘤以及罕见的继发性转移癌等。

临床上，甲状腺结节的处理方法，应结合患者的症状、美观要求及结节的大小、囊实性、功能和良恶性等综合评估，最重要的参考依据是结节的良恶性。

9. 什么情况需要怀疑恶性甲状腺结节？

绝大多数甲状腺结节发病隐匿，一般并没有明显的症状和体征，常常是通过常规体检、自身触摸（图32）或影像学检查而偶然发现。临床上，发现甲状腺结节后必须对甲状腺及其周围的淋巴结仔细检查和评估，并收集完整的病史资料。

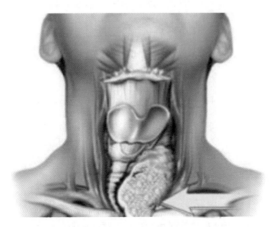

图32　甲状腺癌

　　根据2012年由中华医学会内分泌学分会、中华医学会外科学分会内分泌学组、中国抗癌协会头颈肿瘤专业委员会、中华医学会核医学分会这四大官方学会共同推出的《甲状腺结节和分化型甲状腺癌诊治指南》，目前认为，下列证据提示甲状腺恶性结节的可能。

　　（1）童年时期头颈部放射线照射史或放射性尘埃接触史。

　　（2）因其他疾病而曾接受全身放射治疗史。

　　（3）有分化型甲状腺癌（DTC）、甲状腺髓样癌（MTC）或多发性内分泌腺瘤病Ⅱ型（MENⅡ型）、家族性多发性息肉病、某些甲状腺癌综合征（如Cowden综合征、Carney综合征和Gardner综合征等）的既往史或家族史。

　　（4）男性。

　　（5）结节生长迅速。

　　（6）伴持续性声音嘶哑、发声障碍，并可排除声带病变（如炎症、息肉等）。

（7）伴吞咽困难或呼吸困难。

（8）结节形状不规则、与周围组织粘连固定。

（9）伴颈部淋巴结病理性肿大。

由于超声技术的飞速发展，灰阶超声、彩色多普勒、弹性超声、超声造影已成为甲状腺结节诊断的常规检查手段，在甲状腺结节的诊断中发挥了重要作用。目前，专业医师更多在超声基础上，结合上述危险因素综合判断结节恶性风险，并决定是否需要对结节进行细针穿刺细胞学检查。

以下超声征象可能与甲状腺癌有关。

（1）实性低回声结节。

（2）结节内血供丰富（TSH正常情况下）。

（3）结节形态和边缘不规则、晕圈缺如。

（4）微小钙化、针尖样弥散分布或簇状分布的钙化。

（5）同时伴有颈部淋巴结超声影像异常，如淋巴结呈圆形、边界不规则或模糊、内部回声不均、内部出现钙化、皮质髓质分界不清、淋巴结门消失或囊性变等。

新近应用于临床的弹性超声被誉为医生的第三只眼睛，它所特有的弹性评分系统可以显著提高无创性结节良恶性的鉴别成功率，弹性评分系统将组织硬度分为5级，1级和2级为良性病变，3级为可疑病变，>4级为恶性病变，5级提示周围组织受到侵犯。

10. 如何诊断甲状腺结节，其治疗流程是什么？

当患者自觉颈部肿大、吞咽有异物感等不适，或仅因常规体检发现甲状腺结节后，前往医院就诊。医师首先会进行包括TSH在内的甲状腺功能和甲状腺超声检查。依据这两个检查结果，综合评估结节的形体、大小以及是否具有功能等，初步判断结节的良恶性。如果结节是良性，则无须做进一步的检测，只需定期观察随访即可。如果怀疑结节是恶性，再依据其危险的程度和结节的大小，判断其是否需要进行仅具有微创性的穿刺活检，以进一步明确性质。最后，依据活检报告，对不同属性的结节采取不同的治疗随访策略（图33）。

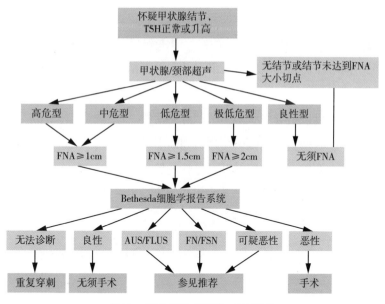

图33　甲状腺结节的诊疗流程图

注：FNA，细针穿刺抽吸活检；AUS/FLUS，意义不明的不典型或滤泡性病变；FN/FSN，滤泡性肿瘤或可疑滤泡性肿瘤。

11. 甲状腺结节的超声检查有什么意义？

高分辨率超声检查是评估甲状腺结节的首选方法。对触诊怀疑，或是在X线、CT、MRI或2-氟-2-脱氧-D-葡萄糖（^{18}F-FDG）正电子发射体层显像（PET）检查中提示的"甲状腺结节"，均应行颈部超声检查。颈部超声检查可以发挥以下作用。

（1）明确"甲状腺结节"是否真正存在，明确临床发现的包块是否与甲状腺有关。

（2）确定甲状腺结节的数量、大小、位置、质地（实性或囊性）、形状、边界、包膜、钙化、血供和与周围组织的关系等情况，同时评估颈部区域有无淋巴结和淋巴结的大小、形态和结构特点。

（3）可以引导甲状腺结节的穿刺活检。

（4）有助于判断是否可进行超声引导下治疗。

（5）有助于甲状腺结节良恶性的鉴别。

（6）有助于甲状腺结节和甲状腺癌的手术后随访。

12. 超声是如何鉴别诊断甲状腺良恶性结节的？

正如前文所言，超声可以识别甲状腺结节和癌相关的特征性超声表现，来推测结节恶性的可能性。一些结节的部分超声特征可能与甲状腺癌相关，如实性而非囊性、低回声或极低回声，结节内血供丰富（TSH正常情况下）、结节形态和边缘不规则、微小钙化、针尖样弥散分布或簇状分布的钙化、结节纵横径比大于1。但仅凭任何一个单独的超声特征，都不足以精确诊断甲状腺癌。因此，将这些超声特征组合在一起，形成一个超声报告模型，就能更有效地鉴定结节性质。

目前，有不少国家和地区都建立了这种超声的报告模型。在国内，最广为接受的是甲状腺影像报告和数据系统（TIRADS）。这里重点介绍2017年由美国放射学会（ACR）推出的TIRADS，简称ACR-TIRADS。该TIRADS中，对甲状腺结节进行了详细的描述，最终定义了6个超声评估指标，包括结节的结构、回声、形态、大小、边缘、病灶性强回声。目前认为，它可以筛选出哪些良性结节无须穿刺活检，并能识别临床上大多数显著的恶性肿瘤，为甲状腺良、恶性结节的处理提供了更好的建议。ACR-TIRADS采用计分制（图34），最终分为5级。

1级：良性，1分。

2级：无可疑征象，2分。

3级：轻度可疑，3分。

4级：中度可疑，4～6分。

5级：高度可疑，≥7分。

在此基础上，结合结节的大小，帮助临床医师和患者决定结节是否需要进一步接受穿刺检查。在采用定量评分方法的基础上，新版ACR-TIRADS建立了甲状腺结节的危险分层系统，以决定是否行细针穿刺和随访的策略。

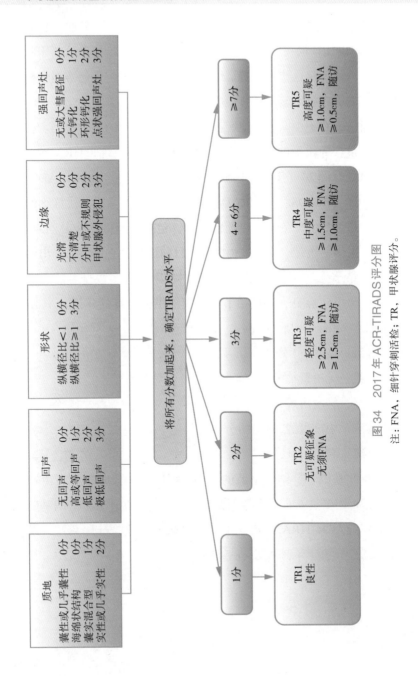

图34 2017年ACR-TIRADS评分图

注：FNA，细针穿刺活检；TR，甲状腺评分。

13. CT和MRI在甲状腺结节诊断中的作用有哪些?

　　在评估甲状腺结节良恶性方面，CT和MRI的价值不及甲状腺超声。目前，在甲状腺结节手术前一般会行颈部CT或MRI检查，显示结节与周围解剖结构的关系，寻找可疑淋巴结，协助制订手术方案。一般推荐，为了不影响术后可能进行的[131]碘显像检查和[131]碘治疗，CT检查中应尽量避免使用含碘造影剂。

　　[18]F-FDGPET显像能够反映甲状腺结节摄取和代谢葡萄糖的状态。但并非所有的甲状腺恶性结节都能在[18]F-FDGPET中表现为阳性，而某些良性结节也会摄取[18]F-FDG。因此，单纯依靠[18]F-FDGPET显像不能准确鉴别甲状腺结节的良恶性。

14. 甲状腺结节的核素显像有什么意义?

　　甲状腺发生病变时，病变部位浓集碘的功能可能发生了改变。通过放射性核素扫描来观察甲状腺的大小、位置、形态、功能和放射性分布情况，对甲状腺结节诊断和鉴别诊断、甲状腺肿瘤转移病灶及异位甲状腺组织（即在人体其他部位存在的甲状腺组织）的定位诊断有一定价值。

　　依据结节对放射性核素的摄取能力评价结节的功能，将结节分为"热结节""温结节""冷（凉）结节"（图35）。在单个（或多个）结节伴有血清TSH降低时，甲状腺[131]碘或[99m]锝核素显像若显示某个（或某些）结节有自主摄取放射性核素的功能，此即所谓的"热结节"。"热结节"绝大部分为良性，一般不需细针穿刺抽吸活检。

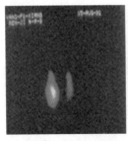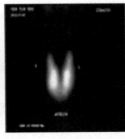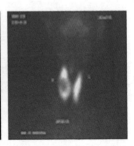

"热结节"：放射性密度高于正常甲状腺组织　　"温结节"：放射性密度和正常甲状腺组织相近　　"凉结节"：放射性密度明显低于正常甲状腺组织

图35　甲状腺结节的核素扫描

除了能筛选高功能结节，甲状腺扫描不能区分结节的良恶性。而且，由于受显像仪分辨率所限，甲状腺核素显像仅适用于评估直径＞1.0厘米的甲状腺结节。因此，不再提倡把甲状腺核素扫描作为评估结节性甲状腺肿和结节性质的常规方法。

值得注意的是，核素扫描在分化型甲状腺癌患者术后随访和评估中仍有重要价值。其原理是甲状腺乳头状癌、滤泡状癌等分化型甲状腺癌依然具有摄碘功能，可以在被碘标记的核素扫描中显像。采用该原理，对于分化型甲状腺癌术后的患者而言，如欲排除肿瘤是否有残留或转移，可以行放射性核素扫描显像。考虑到肿瘤摄碘能力会显著弱于正常甲状腺组织，因此，对分化型甲状腺癌术后进行核素扫描的前提是患者采取的必须是甲状腺全切术，尽量切除所有的甲状腺组织，以排除正常甲状腺组织残留对核素扫描的影响。

15. 甲状腺结节什么情况下需要接受穿刺检查？

甲状腺结节接受穿刺检查的目的，主要是明确结节的性质。目前，结节是否需要接受穿刺，主要依赖超声对结节恶性风险和结节大小的评估。结节的恶性风险主要依据TIRADS进行判断（见本篇第12问）。结节的大小则是依据结节的最大直径。因为甲状腺结节具有立体结构，所以不管从超声哪个平面进行检查和测量，其中最大的那一条直径，就被定义为结节的最大直径。

TIRADS已经结合恶性风险和最大直径，对结节进行穿刺的标准进行了推荐，主要结论如下。

高度可疑结节，≥1.0厘米；

中度可疑结节，≥1.5厘米；

轻度可疑结节，≥2.5厘米。

有不少资料表明，国内甲状腺癌患者淋巴结转移率较高，即使是体积较小的肿瘤（最大直径＜1.0厘米）。国内许多专家都推荐，当结节性质高度可疑恶性时，最大直径≥0.5厘米时也可考虑穿刺。因此，我们推荐如下标准（表3），对符合标准的患者可考虑推荐行细针穿刺检查，明确结节性质。

表3 依据ACR-TIRADS（2017年）超声风险评估甲状腺结节穿刺

超声风险		穿刺标准
高度可疑	≥0.5厘米	以下情况亦可考虑行甲状腺细针穿刺
中度可疑	≥1.0厘米	①已出现颈部异常淋巴结
轻度可疑	≥1.5厘米	②血清降钙素增高
极低危	≥2.0厘米	③甲状腺癌个人史或家族史
		④甲状腺癌综合征病史的甲状腺结节患者
良性型	无须穿刺	以下情况不推荐甲状腺细针穿刺
		①囊性
		②核素显像为"热结节"

16. 哪些情况下是甲状腺细针穿刺的禁忌？

绝大多数患者都可以耐受甲状腺细针穿刺，但有如下情况时应当慎重。

（1）存在心血管系统、呼吸系统疾病等导致不能平卧的情况。

（2）频繁咳嗽、吞咽。

（3）存在精神病史等任何不能配合的情况。

（4）出血倾向明显。

（5）存在重症的各种疾病，如严重感染、心肌梗死、脑卒中等。

（6）患者颈部穿刺部位皮肤存在未被控制的感染。

（7）任何其他不能耐受该项检查的情况。

17. 甲状腺结节的细胞病理学检查有什么意义？

　　甲状腺细针穿刺细胞学检查（FNAC）是一种快捷、准确、安全、创伤小的检查方法，在国际上已被普遍认为是临床上诊断甲状腺结节最精确、性价比最高的首选方法。FNAC诊断甲状腺癌的敏感性为65%～98%，特异性为72%～100%，准确性为85%～100%，尤其对乳头状癌的诊断准确率最高。但对发病率较低的甲状腺滤泡状癌的诊断，被称为是FNAC的盲区，因为滤泡样癌的诊断需要有血管、淋巴管及被膜受侵犯等证据的支持，而这却无法通过细胞学检查来发现，这可能就需要依靠粗针的组织学诊断。总之，术前FNAC有助于减少不必要的甲状腺结节手术，并帮助确定恰当的手术方案。

　　2007年10月，美国癌症研究所在Bethesda市召开了甲状腺FNAC的专题会议，正式颁布了一个称为《甲状腺细胞病理学Bethesda报告系统：定义、标准和注释》（TBSRTC）的甲状腺细胞学报告系统。这个报告系统问世以来，得到全球多个国家和地区的广泛采用，包括韩国、日本、中国拉丁美洲和欧洲。该系统在研究中得到了进一步完善，使得FNAC的诊断价值进一步提高。2017年，专家们对该细胞学报告系统进行了更新。

　　根据TBSRTC推荐，每一分类均有由恶性风险程度所决定，并以科学循证为基础的相应临床处理指南，详见表4。

表 4　甲状腺细胞病理学 Bethesda 报告系统的分类、
恶性风险和推荐处理方法

诊断分类	恶性风险（％）	推荐的处理方法
无法诊断或标本不满意	5 ~ 10	超声引导下重复细针穿刺
良性病变	0 ~ 3	临床和超声随访
意义不明确的细胞非典型性病变或意义不明确的滤泡性病变	6 ~ 18	重复细针穿刺、分子检测或腺叶切除
滤泡性肿瘤或可疑滤泡性肿瘤	10 ~ 40	分子检测或腺叶切除
可疑恶性	45 ~ 60	近全切除术或腺叶切除
恶性	94 ~ 96	近全切除或腺叶切除

18. 什么是基因诊断？

甲状腺肿瘤的基因诊断，是指采集患者的外周血液或甲状腺穿刺后获得的细胞，提取其中的 DNA、RNA 等样本，进行与肿瘤相关基因或可排除肿瘤基因的检测，进而帮助诊断肿瘤。

目前，有多种基因被认为与甲状腺癌相关。在国内开展最为广泛的是基因 *BRAF* V600E 突变检测。*BRAF* V600E 突变是诊断甲状腺乳头状癌最有价值的一个指标，它敏感性不错，特异性较高。换言之，甲状腺乳头状癌中有一半以上的患者可能存在 *BRAF* V600E 突变，而一旦做了检测发现存在 *BRAF* V600E 突变，有极高的可能性是甲状腺乳头状癌。

把 *BRAF* V600E 突变检测和甲状腺细针穿刺细胞学检查联合起来，就能更加准确地诊断出甲状腺乳头状癌。目前多推荐，对细胞学报告系统中细胞学结果不太确定的甲状腺结节，可在超声风险评估基础上酌情结合 *BRAF* V600E 突变检测，有助于提高诊断准确性。但要注意的是，*BRAF*V600E突变检测多用于甲状腺乳头状癌诊断，对于诊断其他类型甲状腺癌的意义较为有限。

19. 良性甲状腺结节的治疗方法有哪些？

　甲状腺结节的治疗方法主要有6类。

（1）随访观察。

（2）甲状腺激素抑制治疗。

（3）消融治疗。

（4）放射性碘（^{131}碘）治疗。

（5）中医中药治疗。

（6）外科手术。

　多数良性甲状腺结节仅需定期随访，无须特殊治疗。少数情况下，可选择其他积极干预手段。

20. 良性甲状腺结节如果不治疗，应该如何进行观察？

　大部分甲状腺结节，并不需要手术治疗，而可能只需要进行观察。但如果不做手术，我们就无法知道结节的真正性质。术前的超声检查和细针穿刺细胞学检查，都是帮助医师和患者推测结节的恶性风险。考虑到甲状腺结节的恶性率总体仅约5%，而且甲状腺癌生长的速度一般比其他部位的恶性肿瘤要慢。因此，我们可以对甲状腺结节进行观察，如果有明显生长或典型恶性表现再转为外科手术治疗。

那么，应该如何进行观察呢？

甲状腺结节的观察主要依据超声，也结合患者临床症状等情况综合而定。究竟多长时间复查一次甲状腺超声，主要还是根据甲状腺结节的恶性风险高低。风险高的结节，超声复查的间隔时间就会短一些。

针对甲状腺结节的随访，美国甲状腺学会推荐了目前最为系统的随访观察系统。对于已经做了穿刺细胞学检查的甲状腺结节患者，首先根据细胞学结果进行相应的处理（见本篇第17问）。对于不需要做穿刺和穿刺结果为良性的患者，要根据结节的超声恶性风险高低，进行不同频率的超声复查随访（表5、表6）。高度可疑、中度/低度可疑、极低度可疑的甲状腺结节复查频率分别为12个月内、12～24个月内、至少24个月。此处，要注意如下几点。

（1）符合穿刺指征、新出现可疑恶性超声表现、结节明显生长的患者，需要再次做穿刺检查。

（2）对于极低度可疑的结节，如果小于1.0厘米，甚至可以不需要复查。

（3）囊性结节，如果不是因为体积较大，引起局部压迫症状，一般也不需要常规超声复查。

表5　对细胞学良性甲状腺结节的随访

超声模型	随访策略
高度可疑	12个月内重复超声和细针穿刺检查
中度/低度可疑	12～24个月内重复超声，如结节生长或新可疑的超声征象出现，可以再次进行细针穿刺检查，或继续观察
极低度可疑	超声随访、观察结节生长作为重复甲状腺细针穿刺的价值尚未证实。如需重复超声检查，至少24个月

表6　未满足穿刺标准甲状腺结节的随访策略

超声模型	随访策略
高度可疑	12个月内重复超声检查
中度/低度可疑	12～24个月内重复超声检查
极低可疑（＞1.0cm，包括海绵状）	超声随访、观察结节生长作为重复甲状腺细针穿刺的价值尚未证实。如需重复超声检查，至少24个月
极低可疑（＜1.0cm，包括海绵状）	无须常规超声随访

21. 甲状腺激素抑制治疗甲状腺结节的效果好吗？

　　我们知道，甲状腺是受垂体释放的TSH调节（参见第一篇第25问）。TSH可以促进甲状腺生长和发育，促进甲状腺摄碘，合成和释放甲状腺激素，而甲状腺激素也可以抑制TSH释放，所以血中的TSH和T_4、T_3保持一个动态平衡。甲状腺激素抑制治疗，就是人为地服用甲状腺激素药物，促进血中的T_4增高，进而降低甚至抑制TSH水平，从而缩小甲状腺结节的体积。所以，这种被称之为甲状腺激素抑制治疗，或TSH抑制治疗。

　　经典做法是，给予3～6个月的小剂量甲状腺激素（一般是左甲状腺素片）治疗，使TSH保持或轻度低于其正常参考值下限（多为0.3mU/ml），结节体积未缩小甚至增大者可能为恶性。一般情况下，进行抑制治疗时，左甲状腺素片的剂量为每日每千克体重1.5微克（相当于一个60千克体重的患者，每天要服用90微克左甲状腺素片），目标是使血清TSH低于0.3mU/ml。起始抑制治疗后5～6周复查甲状腺功能，并逐步增加药物剂量，一般每次增加25微克/天，直至TSH水平降至目标范围内。治疗半年内每6周左右，采用超声测量结节大小。如结节体积明显缩小，可适当延长复查周期，直至每年监测1次。半年至1年后，如抑制后结节体积不变甚至增大，应复行穿刺，以排除恶性病变。如为良性，则视为抑制治疗无效，可停止抑制治疗。

抑制治疗后，大部分患者结节体积可能会缩小5%～30%，但目前还不能很好地预测抑制治疗的效果。与此同时，许多患者会变成亚临床甲亢甚至临床甲亢，这可能易引发一些不适症状和不良反应，如心率增快、心律失常、左心室增大、心肌收缩性增加、舒张功能受损、骨质疏松等，尤其是对于绝经后女性或老年人。

因此，总体而言，虽然抑制治疗也可能延缓结节体积增长甚至缩小结节体积，但同样无法避免需持续服药的弊端。目前，不推荐在碘充足地区常规应用抑制治疗良性甲状腺结节，以缩小结节体积。鉴于我国绝大部分人群正处于碘足量或超足量状态，我们认为，对甲状腺功能正常的甲状腺结节患者行抑制治疗，可能得不偿失，应避免过度治疗。

22. 无水乙醇注射可以用来治疗甲状腺结节吗？

经皮无水乙醇注射，就是在超声引导下将无水乙醇注射入甲状腺结节内，继而导致甲状腺结节变性缩小，又称乙醇消融。目前，它主要用于治疗甲状腺囊肿或囊腺瘤、功能自主性甲状腺结节以及良性孤立性实质性甲状腺冷结节。其中，细胞学检查已排除恶性的复发囊性结节是首选。

其实，对于囊性结节患者，单纯地进行囊液抽吸，可以显著缩小结节，改善症状，但容易复发。因此，在囊液抽吸的基础上联合乙醇消融，可以显著提高疗效，减少复发。大部分囊性或囊性为主的结节，经过乙醇消融后，结节体积可以缩小约70%。

目前，乙醇消融的方法不尽相同。一般多在囊性结节内，吸除囊液后，在结节内注射2～3毫升乙醇，可以长期置留，也可以在注射后2～3分钟再将乙醇吸除干净，这两种方法的效果可能并没有差异。

总体而言，乙醇消融较为安全。常见的副作用一般也比较轻微，如局部疼痛、短暂的发声障碍、头晕、发热和血肿等。但极少数情况下会出现颈静脉血栓形成、严重乙醇中毒性喉坏死合并坏死性皮炎等罕见和严重的并发症。

临床中，也有医师尝试用聚桂醇、消痔灵等代替无水乙醇进行注射治疗，但两者消融效果相近，而无水乙醇消融更加廉价。此外，既往也曾将乙醇消融用于实性结节、高功能结节，但疗效有限、复发率较高，目前几乎不再推荐。

23. 什么是热消融治疗甲状腺结节？

热消融治疗是过去十年以来发展起来的一项新技术，其原理是利用热量使病灶组织变性坏死，从而杀死肿瘤或缩小病灶体积。目前，有4种热消融技术，包括激光消融、射频消融、微波消融和高强度聚焦超声。前3种技术都是将消融针或纤维插入甲状腺结节内，启动电源后，针头释放热量，破坏局部组织。一般认为，激光消融起源并多用于意大利，射频消融则起源于韩国，微波则是在国内研发并且广泛开展临床应用的技术，高强度聚焦超声主要在中国香港、德国等得到有限的应用。

2018年，中国抗癌协会甲状腺癌专业委员会最新发布的专家共识提出，对于超声、细针穿刺活检或粗针活检结果证实为良性结节，患者无儿童期放射治疗史，且患者充分知情的情况下要求微创介入治疗或拒绝外科手术及临床观察，如满足以下条件之一可选择热消融治疗：

（1）自主功能性结节引起甲亢症状。

（2）患者因存在与结节明显相关的自觉症状或影响美观要求治疗。

（3）手术后残余复发结节或结节体积明显增大。

但对于符合以下任意一条的患者应禁行热消融治疗：

（1）巨大胸骨后甲状腺肿或大部分甲状腺结节位于胸骨后方（对无法耐受手术及麻醉者可考虑分次消融或姑息治疗）。

（2）对侧声带功能障碍。

（3）严重凝血功能障碍。

（4）重要脏器功能不全。

4种技术都可以有效地缩小甲状腺结节的体积，改善临床症状。经过科学、严谨地对比研究，总体认为，激光消融可缩小甲状腺结节体积约50%，射频消融和微波消融可缩小结节体积约83%。其中，射频消融和微波消融的疗效较为接近，差别不大。

热消融治疗的副作用主要包括疼痛、出血、神经和血管损伤、甲状腺功能异常、治疗不彻底、恶心、呕吐等。目前认为，此类治疗总体的不良反应较少，临床效果较好。需要注意的是，目前热消融领域仍存在不规范现象。因此，医患双方都应该认真评估患者是否有必要接受治疗，避免过度治疗。

24。什么是甲状腺结节的核素治疗？

甲状腺核素治疗又称放射性碘治疗，主要用于甲亢、高功能腺瘤和甲状腺癌术后清扫残余甲状腺肿瘤组织或残留癌灶。在美国和欧洲大部分地区，核素治疗已经成为甲亢和高功能腺瘤的最主要治疗措施。该治疗利用甲状腺高度摄取和浓集碘的能力及放射性核素碘释放出的β射线对甲状腺的摧毁效应，破坏滤泡上皮而减少甲状腺激素的合成，具有操作简便、安全和疗效迅速等优点。放射性碘治疗后，85% ～ 100% 的自主功能结节或毒性甲状腺肿患者的甲状腺功能能够恢复正常，甲状腺体积也会明显缩小。

该治疗的缺点是患者需要接触放射线，除近期可发生一过性甲减和放射性甲状腺炎以外，远期的主要并发症为永久性甲减。核素治疗禁止用于妊娠和哺乳期妇女。

25。良性甲状腺结节需要外科手术治疗吗？

甲状腺结节的手术治疗已是十分成熟。目前，对于良性甲状腺结节来说，以下情况需要考虑手术治疗。

（1）如体积较大，最大直径＞4厘米，重复细针穿刺后细胞学结果为良性，但结节持续生长。

（2）引起压迫或结构上的症状，如进食、呼吸时感到颈部不适。

（3）基于临床考虑，如患者存在美观问题，或治疗意愿十分强烈。

（4）细胞学检查结果良性的囊性甲状腺结节，在乙醇消融后复发。

（5）多发性结节性甲状腺肿。

（6）胸骨后甲状腺肿。

微创外科已经应用于甲状腺结节的治疗多年，效果良好，这种内镜手术颈部不留手术瘢痕，受到女性患者的青睐。

手术的禁忌证或相对禁忌证如下。

（1）明确的良性甲状腺结节，最大直径2厘米以下者。

（2）合并较重的心、肝、肾、肺疾病，不能耐受手术。

（3）妊娠早期（前3个月）及妊娠晚期（6个月以后）。

（4）术前准备不充分或存在甲亢危象者。

（5）继发性甲亢或伴瘤综合征甲亢患者。

（6）甲状腺激素抵抗综合征患者。

手术的缺点为需要做认真的术前准备和住院治疗，医疗费用较高，术后若发生甲减，则需终生服用甲状腺激素进行替代治疗。并发症主要包括创口出血、感染、呼吸道梗阻、喉上神经和喉返神经损伤、暂时性或永久性甲减。

26. 甲状腺癌真的很常见吗？

许多人在常规体检时发现自己患有甲状腺结节，甚至被医师告知可能是甲状腺癌，进而发现身边有不少这样的情况。就诊时都会问医师：甲状腺癌真的这么常见吗？

甲状腺癌即甲状腺组织的癌变。自20世纪80年代中期切尔诺贝利核电站泄漏事故以后，许多国家和地区都注重了甲状腺癌的筛查。超声也在肿瘤筛查中得到了广泛应用。因此，甲状腺癌成了近20多年患病率较高的一类实体恶性肿瘤。2015年的全国肿瘤登记资料显示，甲状腺癌是我们居民常见的十种癌症之一，其发病率排名第七位，约为14.6/10万。

甲状腺癌更多见于女性，是女性恶性肿瘤中第四位的常见肿瘤。在女性中，甲状腺癌的发病率为22.6/10万。

所以，可以说，甲状腺癌目前是一个较为常见的肿瘤。

27. 甲状腺癌的病因是什么？

甲状腺癌的病因不是十分明确，可能与遗传因素和环境因素如饮食（高碘或缺碘饮食）、放射线接触史、雌激素分泌增加等有关，或由甲状腺良性疾病如结节性甲状腺肿、甲亢、甲状腺腺瘤特别是慢性淋巴细胞性甲状腺炎演变而来。遗传因素请见本篇第28问。

（1）碘与甲状腺癌：碘过量或碘缺乏均可使甲状腺的结构和功能发生改变，其对于甲状腺癌的发生也具有重要影响。在碘过量地区甲状腺肿及结节的发病率也同样增加，高碘饮食还易诱发甲状腺癌。冰岛和日本是摄碘量最高的国家，其甲状腺癌的发生率较其他国家高。高碘摄入可能影响甲状腺激素的合成，TSH水平明显升高；同时，促进自身免疫性甲状腺疾病的发生，从而导致甲状腺结构及组织学变化。碘是人体必需的微量元素。一般认为，碘缺乏地区的人群易患地方性甲状腺肿；缺碘可导致甲状腺激素合成减少，TSH水平增高，刺激甲状腺滤泡增生肥大，从而发生甲状腺肿大。碘缺乏也可能使甲状腺癌发病率增加。但目前对这个观点的意见仍不一致。而高碘饮食可能增加甲状腺乳头状癌的发生率，但目前亦不能明确其因果关系。

（2）放射线与甲状腺癌：电离辐射是诱发肿瘤的因素之一。用X线照射实验鼠的甲状腺后，细胞核变形，甲状腺激素的合成大为减少，会导致癌变；另外，射线破坏甲状腺，使甲状腺不能产生内分泌素，由此引起TSH大量的分泌也可能促发甲状腺细胞癌变。

（3）性激素的作用与甲状腺癌：由于在分化良好的甲状腺癌患者中，女性明显多于男性，因此，性激素与甲状腺癌的关系受到重视。研究发现，雌激素可以促进肿瘤细胞生长，切除小鼠卵巢后其甲状腺癌发生明显降低，给予雌激素补充后又再次增加。因此，人们猜测雌激素与甲状腺癌的发生有关。

（4）环境污染：目前有许多研究证实，在污染较为严重的地区，甲状腺疾病包括甲状腺癌的患病率明显增加。对动物和细胞的研究也显示，多氯联苯等多种环境污染物，可导致甲状腺出现炎症反应，可能参与了肿瘤形成。

（5）情绪和应激：甲状腺疾病与人体的情感、情绪关系非常紧密，有焦虑、抑郁、躁狂等情绪特质的患者容易产生甲状腺疾病，而后者也加重人体的应激和情感变化。研究显示，生活和工作压力较大的人群好发各类肿瘤，这也包括甲状腺肿瘤。

（6）其他甲状腺疾病：结节性甲状腺肿中发生甲状腺癌一向受到重视，是甲状腺癌发病相关的危险因素。甲状腺癌在结节性甲状腺肿中的发生率可高达4%～17%，但结节性甲状腺肿与甲状腺癌的相互关系也一向存在争议。

28. 甲状腺癌遗传吗？

甲状腺癌的发生可能和遗传因素有关。

在一些甲状腺癌患者中，也可见到一个家族中两个以上成员同患此病。据报道，在甲状腺髓样癌患者中，5%～10%有阳性家族史，而乳头状癌患者中为3.5%～6.2%。遗传性甲状腺髓样癌患者有高达20%的家族遗传性。虽然甲状腺癌是否具有明确的遗传性尚未明确定论，但如果直系亲属患有甲状腺癌，应高度重视，定期到医院进行相关检查，一旦发现甲状腺结节要及时明确其性质。

29. 甲状腺癌有哪些类型？

甲状腺癌分为分化型、髓样癌及未分化型三类。分化型甲状腺癌主要包括甲状腺乳头状癌和甲状腺滤泡状癌两类。分化型甲状腺癌最常见，占80%～90%（其中乳头状癌占80%～85%，滤泡状癌占10%～15%），而髓样癌和未分化癌一般不超过5%。临床上除部分未分化癌外，绝大多数甲状腺癌均需手术治疗。

30. 甲状腺癌的临床表现有哪些？

甲状腺癌分为分化型、髓样癌及未分化型三类。

分化型甲状腺癌包括甲状腺乳头状癌和甲状腺滤泡状癌两类，以女性多见，男女比例约为1∶3。分化型甲状腺癌的发病率随着年龄的增加而上升，常见于30～60岁人群。分化型甲状腺癌发展缓慢，患者可发现颈部有逐渐增大的无痛性肿块，被自己或接受医师体检时无意中发现，或在超声等检查时发现。在病变晚期，当癌肿累及神经或压迫气管、食管，可出现不同程度的声音嘶哑、发声障碍、吞咽困难和呼吸困难。体检癌肿多质硬，表面或可光滑，边界或可清楚。如果癌肿局限在甲状腺体内，则可随吞咽上下活动；若已侵犯气管或邻近组织，则较为固定。

散发型髓样癌患者多在50～70岁发病，常因扪及颈前区肿块或发现颈部肿大的淋巴结而就诊。如果肿瘤巨大，可产生呼吸不畅、吞咽困难等压迫症状；如果肿瘤侵犯喉返神经，可出现声音嘶哑。目前，大多数患者在没有任何自觉症状前，就通过甲状腺超声检查及甲状腺功能测定发现。髓样癌患者可出现面色潮红、心悸、腹泻、消瘦等类癌综合征的症状，但在肝功能正常的情况下多不明显，而在肝内广泛转移的患者中易见。部分甲状腺髓样癌有家族性。

甲状腺未分化癌的患者表现为突然发生的颈部肿块，其增长速度较快，多数在1～3个月内就明显出现肿胀，肿块坚硬，表面凹凸不平、边界不清、活动度差。可伴有声音嘶哑、呼吸困难和吞咽困难，局部可有淋巴结肿大。

31. 甲状腺乳头状癌超声图像有什么特点？

甲状腺乳头状癌多数表现为实性结节，少数有囊性成分；多数表现为低回声或极低回声；结节纵横径比＞1；结节边缘可清晰，也可模糊，形态多不规则，周边可见微小分叶状结构；部分结节周围可见低回声晕环绕，声晕多不完整，且厚薄不均，声晕处无血流或仅有极少血流信号；甲状腺乳头状癌内可出现粗钙化、微钙化或二者并存，当结节内微钙化较多、密集且成簇状分布，则高度提示甲状腺乳头状癌可能；甲状腺乳头状癌结节质地较硬，应变弹性成像评分常≥3分，剪切波弹性成像测量结节硬度，其杨氏模量最大值可＞40kPa；大多数情况下，超声造影表现为向心性不均匀低增强，极少部分结节可表现为等增强或高增强（图36）。

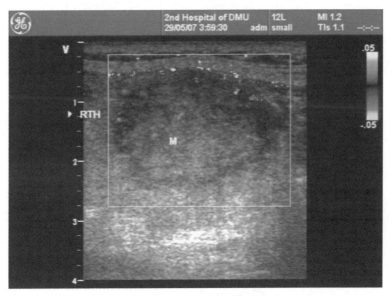

图36　甲状腺癌的超声影像图

32。如何确诊甲状腺癌？

甲状腺癌的诊断贵在早期。凡发现孤立性甲状腺结节，临床上都要排除甲状腺癌的可能。如结节坚硬而不平整，伴颈淋巴结肿大、喉返神经麻痹或以往有颈部放射线接触史者，癌肿的可能性很大。同样，如在甲状腺的多发性结节中发现一个结节特别突出而且较硬，也应疑有甲状腺癌的可能。此外，如甲状腺本身出现不对称的肿大或硬结，且增大迅速，或已固定，都应考虑甲状腺癌的可能。

甲状腺超声在甲状腺癌诊断中具有优势，其表现如前述。^{131}碘或^{99m}锝甲状腺扫描只能反映出结节的形态及其摄取放射性核素功能，不能确定其性质。但从临床资料表明，在热结节、温结节和冷结节的扫描图像中，甲状腺癌的可能性循序依次递增。扫描可检出1厘米以上的结节，如其丧失摄取放射性核素的功能（冷结节），应怀疑为甲状腺癌（应经超声检查排除囊肿的存在）。但要注意甲状腺癌并非都表现为冷结节，而且，85%的冷结节系良性病变。此外，放射性核素分布的缺损与肿瘤的大小有关，有时功能减损的肿瘤图像可被正常甲状腺组织所掩盖。少数甲状腺癌显示为热结节。上述检查不能确诊时，可行细针抽吸细胞学检查，以明确结节的性质。

33。甲状腺癌的治疗方法有哪些？

不同类型的甲状腺癌治疗方法不同。

分化型甲状腺癌的治疗以外科治疗为主，辅以术后内分泌治疗、放射性核素治疗，某些情况下需辅以放射治疗、靶向治疗等。建议患者术后行甲状腺素制剂（目前国内常用左甲状腺素片）抑制治疗以预防复发。对于低危分化型甲状腺癌患者，外科手术＋术后的外源性甲状腺素的替代治疗或TSH抑制治疗即可。

对于远处转移高危分化型甲状腺癌患者，外科手术＋术后[131]碘治疗＋术后TSH抑制治疗是主要的综合治疗模式。对于不可手术切除的局部病灶，可以考虑局部射频消融或外照射。发现分化型甲状腺癌复发或转移后可选择手术切除（可能通过手术治愈者首选手术治疗）、[131]碘治疗（病灶可以摄碘者）、放射治疗、化学治疗和靶向治疗。

甲状腺髓样癌以外科治疗为主，同时需要甲状腺素补充治疗，某些情况下辅以放射治疗、靶向治疗。无颈部淋巴结转移及远处转移的患者建议行甲状腺全切和淋巴结清扫。如果存在广泛的区域或远处转移，手术治疗的同时辅以放射治疗。对于进展较迅速，有症状的晚期甲状腺髓样癌患者，可以考虑靶向药物治疗。

甲状腺未分化癌恶性程度高，病情发展非常迅速，易侵犯周围的器官组织（如气管、食管、颈部的神经和血管等）。因此，通常就诊时已是晚期，少数患者有手术机会，部分患者行放射治疗、化学治疗可能有一定效果，但总体来说预后很差、生存期短。

需要注意的是，肿瘤治疗的个体化很重要，每一个患者的病情和诉求不同，临床诊治有一定灵活性。

34. 哪些甲状腺癌是可以观察而不须立即采取手术治疗？

低风险的甲状腺乳头状癌。甲状腺乳头状癌是分化型甲状腺癌中最常见的病理类型，具有发病率高、进展慢、生存率高和死亡率低等特点。术后容易出现大量并发症，如声带麻痹和甲状旁腺功能减退，导致生活质量下降和社会经济负担增加。可以考虑不立即采取手术治疗，进行积极监测，定期对肿瘤进展情况进行评估，一旦出现肿瘤明显增大、怀疑周围淋巴结转移、远处侵犯或患者改变意愿等情况再进行手术治疗。在确诊2年内，每半年重复做1次超声，如果超声显示病情无改变，随后可改为每1～2年做1次超声检查。

日本Kuma医院推荐的积极监测适应证包括以下条件。

（1）单发甲状腺被膜内乳头状癌，最大直径≤1.0厘米，周围有2毫米正常甲状腺组织（无局部浸润）。

（2）无可疑转移淋巴结。

（3）无高级别细胞学检查结果。

（4）年龄≥60岁。

（5）存在危及生命的合并症（比如有严重的基础疾病或者合并症，不能耐受手术，只能接受监测随诊）。

（6）依从性好，能够进行定期监测检查。

中国积极监测的适应证要求则更为严格，需要满足如下条件。

（1）非病理学高危亚型。

（2）肿瘤直径≤5.0毫米。

（3）肿瘤不靠近甲状腺被膜且无周围组织侵犯。

（4）无淋巴结或远处转移证据。

（5）无甲状腺癌家族史。

（6）无青少年或童年时期颈部放射线暴露史。

（7）患者心理压力不大且能积极配合。

对于部分符合指征的甲状腺乳头状癌患者，积极监测可以作为较好的替代立即手术的方案，可安全地延迟到出现病情进展时再转为手术治疗。对于不满足积极监测条件的患者，尽早手术是一线方案。

35。甲状腺癌可以接受消融治疗吗？

对于部分低危甲状腺微小乳头状癌、不宜手术治疗的复发性甲状腺癌的患者可以考虑消融治疗。

相比于手术治疗，消融治疗具有损伤小、恢复较快、重复性较好、美观效果更好且甲状腺功能保全更佳等特点。需要注意的是，消融治疗仅处理了原发病灶，未处理的中央区淋巴结在后期可造成复发和转移。据相关报道，分化型甲状腺癌中央区淋巴结的转移可达到50%以上。因此，手术仍然是甲状腺癌首选的治疗方法，手术治疗除了行甲状腺切除，还清扫了区域淋巴结。

只有当甲状腺微小乳头状癌同时满足以下9条，可考虑消融治疗。

（1）非病理学高危亚型。

（2）肿瘤直径≤5.0毫米（对肿瘤四周均未接近包膜者可放宽至直径≤1.0厘米），且结节距离内侧后被膜＞2.0毫米。

（3）无甲状腺被膜受侵且无周围组织侵犯。

（4）癌灶不位于峡部。

（5）无多灶性甲状腺癌。

（6）无甲状腺癌家族史。

（7）无青少年或童年时期颈部放射线暴露史。

（8）无淋巴结或远处转移证据。

（9）患者经医护人员充分告知后，仍拒绝外科手术，也拒绝密切随访的。

对于符合以下任意1条的患者应禁行消融治疗。

（1）颈部或远处发现转移。

（2）癌灶短期内进行性增大（6个月内增大超过3毫米）。

（3）病理学高危亚型（高细胞亚型、柱状细胞亚型、弥漫硬化型、实体/岛状型、嗜酸细胞亚型）。

（4）对侧声带功能障碍。

（5）严重凝血功能障碍。

（6）重要脏器功能不全。

对于甲状腺癌患者首诊发现淋巴结转移，外科手术清扫是标准的首选治疗方案。但对已行规范性外科手术切除及颈淋巴结清扫术后再次出现淋巴结复发或转移者，可考虑采取消融治疗。

36. 甲状腺癌术后如何评估其死亡或复发的风险？

美国癌症联合委员会/国际抗癌联盟（AJCC/UICC）依据临床分期（cTNM）和术后病理分期（pTNM）制定的TNM分期系统，可对分化型甲状腺癌术后死亡风险进行评估。这是目前国际上最为通用的肿瘤分期系统。根据肿瘤原发灶（T）、区域淋巴结（N）以及远处转移（M）的情况，以55岁为年龄切点，分别进行分期预测（表7）。

表7　AJCC/UICC（第8版）TNM分期

分期	表　现
肿瘤（T）	T_X：原发肿瘤无法评估
	T_0：无原发肿瘤的证据
	T_{1a}：肿瘤≤1厘米，局限于甲状腺腺体内
	T_{1b}：1厘米＜肿瘤≤2厘米，局限于甲状腺腺体内
	T_2：2厘米＜肿瘤≤4厘米，局限于甲状腺腺体内
	T_{3a}：肿瘤＞4厘米，局限于甲状腺腺体内
	T_{3b}：肿瘤任何大小，肉眼可见腺外侵犯，仅侵犯带状肌
	T_{4a}：肿瘤任何大小，肉眼可见腺外侵犯，侵犯皮下组织、喉、气管、食管或喉返神经
	T_{4b}：肿瘤任何大小，肉眼可见腺外侵犯，侵犯椎前筋膜、包绕颈动脉或纵隔血管
淋巴结（N）	N_X：区域淋巴结无法评估
	N_0：无局部区域淋巴结转移的证据
	N_{0a}：一个或以上经细胞学或组织学证实的良性淋巴结
	N_{0b}：无淋巴结转移的影像学或临床证据
	N_1：区域淋巴结转移
	N_{1a}：单侧或双侧Ⅵ区或Ⅶ区淋巴结转移
	N_{1b}：单侧、双侧以及对侧Ⅰ、Ⅱ、Ⅲ、Ⅳ、Ⅴ区或咽后淋巴结转移
远处转移（M）	M_0：无远处转移
	M_1：远处转移
预后分期	
＜55岁	Ⅰ期：任何T，任何N，M_0
	Ⅱ期：任何T，任何N，M_1
≥55岁	Ⅰ期：T_1/T_2，N_X/N_0，M_0
	Ⅱ期：T_1/T_2，N_1，M_0；T_3，任何N，M_0
	Ⅲ期：T_{4a}，任何N，M_0
	ⅣA期：T_{4b}，任何N，M_0
	ⅣB期：任何T，任何N，M_1

现有数据表明，在年龄＜55岁的患者中，Ⅰ期和Ⅱ期的生存率分别为98%～100%和85%～95%；而年龄≥55岁患者的10年生存率，Ⅰ期的为98%～100%，Ⅱ期的为85%～95%，Ⅲ期的为60%～70%，而Ⅳ期的＜50%。Ⅲ期和Ⅳ期患者占所有分化型甲状腺癌患者的5%～10%，由于死亡风险较高，应密切随访、积极治疗。

除TNM分期外，还可用MACIS甲状腺癌预后评分系统判断预后。MACIS＝3.1（年龄≤40岁）或0.08×年龄（年龄≥40岁）＋0.3×肿瘤直径（厘米）＋1（肿瘤残留）＋1（局部侵袭）＋3（远处转移）。

评分＜6.0分的患者属于低危患者，而分数越高，危险度也越高。MACIS在＜6.0分、6.0～6.99分、7.0～7.99分、＞8.0分的患者20年特异性生存率分别为99%、89%、56%和24%。

根据2015年美国甲状腺学会（ATA）发布的相关指南，分化型甲状腺癌患者初始治疗术后的复发风险分为低危、中危、高危3组（表8），各组疾病复发概率分别为＜5%、5%～20%、＞20%。

表8　2015年ATA成人分化型甲状腺癌初始治疗后
疾病持续/复发风险分层

危险分层	定义
低危	（1）乳头状癌符合以下全部条件 1）无局部或远处转移 2）所有肉眼可见的肿瘤均被彻底切除 3）肿瘤没有侵犯周围组织 4）肿瘤非侵袭型的组织学亚型（如高细胞、鞋钉样、柱状细胞等），并且没有血管侵犯 5）若该患者术后行 ^{131} 碘治疗，治疗后全身显像没有发现甲状腺以外摄 ^{131} 碘的转移灶 术前触诊或影像学检查未发现转移淋巴结（cN_0）或术后病理发现转移淋巴结（pN_1）≤5枚且最长径<0.2厘米（微小转移淋巴结） （2）局限于甲状腺内、包膜完整的滤泡型乳头状癌 （3）局限于甲状腺内、高分化滤泡状癌伴有包膜侵犯、无或<4处血管侵犯 （4）局限于甲状腺内的单灶或多灶微小乳头状癌，包括 $BRAF$ V600E 突变者
中危	符合以下任1项 （1）显微镜下见肿瘤侵犯甲状腺周围组织 （2）患者 ^{131} 碘治疗后行首次全身 ^{131} 碘显像发现颈部摄 ^{131} 碘的转移病灶 （3）肿瘤是侵袭型的组织学亚型（如高细胞、鞋钉样、柱状细胞等） （4）乳头状癌伴血管侵犯 （5）cN_1 或 pN_1 且所有受累淋巴结的最长径<3厘米 （6）多灶性乳头状癌伴有腺外侵犯和 $BRAF$ V600E 突变
高危	符合以下任1项 （1）肉眼可见肿瘤侵犯甲状腺周围软组织 （2）肿瘤切除不完全 （3）伴有远处转移 （4）术后血清甲状腺球蛋白（Tg）测定值提示有远处转移 （5）pN_1 任一转移淋巴结的最长径≥3厘米 （6）甲状腺滤泡状癌伴有广泛血管侵犯（>4处血管侵犯）

37. 如何评价分化型甲状腺癌治疗的效果？

2015年ATA相关指南对行甲状腺全切术及接受放射性碘清甲治疗后的患者，依据治疗后不同的响应结果分成4类：良好响应、生化不完全响应、结构不完全响应及不确定响应（表9）。

表9　2015年ATA分化型甲状腺癌随访期长期治疗响应分类的临床应用
（甲状腺全切术及放射性碘清甲后）

治疗响应分类	定　义	管理策略
良好响应	影像结果阴性，且TSH抑制Tg＜0.2ng/ml或TSH刺激Tg＜1ng/ml	降低随访频率及TSH抑制程度
生化不完全响应	影像结果阴性，且TSH抑制Tg≥1ng/ml或TSH刺激Tg≥10ng/ml或持续升高的TgAb	如果Tg水平稳定或持续下降，大部分患者应在TSH抑制下继续观察；如果Tg或TgAb持续升高，应进一步检查并考虑再次治疗
结构不完全响应	解剖影像或功能影像有疾病证据，无论Tg及TgAb值	可再次治疗或持续观察，依据临床病理特征（病灶大小、位置、生长速度、放射性碘摄取能力、^{18}FDG摄取能力、病灶病理特征）
不确定响应	非特异性影像结果；放射性碘显像甲状腺轻度摄取；非TSH刺激Tg＜1ng/ml或TSH刺激Tg＜10ng/ml或TgAb稳定/持续下降	非特异性病灶持续影像学监测；持续Tg监测；如可疑则进一步检查或活检

注：TSH，促甲状腺激素；Tg，甲状腺球蛋白；TgAb，甲状腺球蛋白抗体；^{18}FDG，2-氟-2-脱氧-D-葡萄糖。

良好响应（ER）是指临床、生化指标且影像学等方面无疾病存在的证据，复发率为1%～4%，死亡率＜1%；生化不完全响应（BIR）是指在无疾病存在的影像学证据情况下，Tg值异常增高或TgAb水平持续上升，多数自发缓解或在TSH抑制治疗或[131]碘治疗后缓解，复发率约20%，死亡率＜1%；结构不完全响应（SIR）是指有疾病存在的影像学证据，即影像学检查发现持续存在的或新发的局部或远处转移病灶，而生化指标正常或者异常。即使再次治疗，50%～85%的SIR患者病灶持续存在，局部转移者死亡率为11%，远处转移者死亡率达50%；不确定响应（IR）指的是生化指标或影像学检查有异常但无法明确良恶性的意义。15%～20%的IR患者在随访过程中会发现结构性病灶，死亡率＜1%。

而针对分化型甲状腺癌术后未行放射性碘治疗的患者，依据甲状腺手术方式的不同，对4类治疗响应的定义也略有不同，详见表10。

表10　分化型甲状腺癌术后未行放射性碘治疗患者治疗响应分类

治疗响应分类	甲状腺全切	腺叶切除	可被影像学证实的持续/复发病灶概率（%）
良好响应	影像结果阴性，且非TSH刺激Tg＜0.2ng/ml或TSH刺激Tg＜1ng/ml，且TgAb阴性	非TSH刺激Tg＜30ng/ml、TgAb阴性、影像结果阴性，且稳定	＜4
生化不完全响应	影像结果阴性，且非TSH刺激Tg＞5ng/ml、TSH刺激Tg＞10ng/ml、类似TSH水平下Tg持续增高或TgAb持续增高	影像结果阴性，且非TSH刺激Tg＞30ng/ml、类似TSH水平下Tg持续增高或TgAb持续增高	20

续　表

治疗响应分类	甲状腺全切	腺叶切除	可被影像学证实的持续/复发病灶概率（%）
结构不完全响应	解剖影像或功能影像有疾病证据，无论Tg及TgAb值	解剖影像或功能影像有疾病证据，无论Tg及TgAb值	100
不确定响应	非特异性影像结果，或放射性碘显像甲状腺轻度摄取；非TSH刺激Tg 0.2 ～ 5ng/ml或TSH刺激Tg 2 ～ 10ng/ml或TgAb稳定/持续下降，无解剖影像或功能影像有疾病证据	非特异性影像结果，或TgAb稳定或持续下降，无解剖影像或功能影像有疾病证据	15 ～ 20

注：TSH，促甲状腺激素；Tg，甲状腺球蛋白；TgAb，甲状腺球蛋白抗体。

在初始治疗后长期随访内的任一时间点，都建议对患者的治疗响应进行再评估，以根据其动态风险变化，指导下一步管理方案的制定。

38. 为什么甲状腺癌患者术后要接受甲状腺激素治疗？

甲状腺癌术后服用甲状腺激素主要有两个目的：替代治疗和抑制治疗。

（1）替代治疗：甲状腺癌术后的患者由于手术切除了大部分或全部的甲状腺，不能产生甲状腺激素，因此，需要外源性补充甲状腺激素，以维持正常的生理功能，适用于甲状腺髓样癌。

（2）抑制治疗：应用甲状腺激素将TSH抑制在正常低限或

低限以下，一方面补充甲状腺癌患者术后所缺乏的甲状腺激素，另一方面抑制癌细胞的生长。对于尚存分化功能的甲状腺癌细胞（如乳头状癌和滤泡状癌），癌细胞膜表面有TSH受体表达，TSH与TSH受体结合后，可能会刺激肿瘤的复发和转移。给予患者超过生理需要量的甲状腺激素以抑制垂体分泌TSH，有利于控制疾病进展，减少术后复发、转移风险。需要注意的是，不是所有的甲状腺癌细胞表面都有TSH受体表达，对那些不表达TSH的甲状腺癌，如未分化癌，髓样癌等，即使将TSH抑制到很低的水平也不能抑制肿瘤生长。

39. 为什么分化型甲状腺癌术后要检查甲状腺球蛋白？

甲状腺球蛋白是由甲状腺滤泡上皮细胞分泌的大分子糖蛋白，帮助合成甲状腺激素，在血清、甲状腺囊液、细针穿刺组织中均可检测到。正常情况下，绝大多数甲状腺球蛋白储存在甲状腺滤泡腔中，仅有少量释放入血。当甲状腺因各种原因被破坏时，大量的甲状腺球蛋白就会从甲状腺中流出进入血液。这时抽血检测，就会发现甲状腺球蛋白水平明显增高。

残留的甲状腺组织和分化型甲状腺癌细胞都可以产生甲状腺球蛋白。血清甲状腺球蛋白变化是判别分化型甲状腺癌患者术后是否存在肿瘤残留或复发的重要指标，用于监测患者术后肿瘤的复发和转移，并且需要根据患者采取的手术方式和甲状腺组织的保留情况进行综合分析。

对于已清除全部甲状腺的分化型甲状腺癌患者，只要出现血清甲状腺球蛋白升高就提示有分化型甲状腺癌复发或转移的可能，需要进一步检查。

对于未完全切除甲状腺的分化型甲状腺癌患者，建议术后定期（每6个月）测定甲状腺球蛋白，术后甲状腺球蛋白水平呈持续升高趋势者，应考虑甲状腺组织或肿瘤生长，这需要结合颈部超声等其他检查进一步评估。

40. 甲状腺癌患者术后甲状腺功能相关指标应该控制在什么范围？

甲状腺癌患者术后甲状腺功能主要关注TSH水平。

分化型甲状腺癌TSH抑制治疗目标主要分为初治期和随访期长期两个阶段。

初治期通常指主要依据术后TNM系统的危险分层（见本篇第36问）确立TSH抑制的治疗目标（表11）。

表11　2015年ATA分化型甲状腺癌初治期TSH抑制治疗目标

危险度分层		TSH抑制治疗目标（mU/L）
高危		＜0.1
中危		0.1～0.5
低危	全切/近全切，无论是否清甲，血清Tg可测	0.1～0.5
低危	全切/近全切，无论是否清甲，血清Tg测不到	0.5～2.0
低危	腺叶切除	0.5～2.0

注：TSH，促甲状腺激素。

我们需要注意的是，长期的TSH抑制，即持续超生理剂量的甲状腺激素补充，可能会引起亚临床甲亢，带来一些不良反应。因此，长期随访期的TSH抑制治疗目标的确立，不仅要根据患者初始治疗后的反响类型，还要结合TSH抑制治疗带来的副作用危险分层（表12），综合评估，制订出个体化的TSH抑制治疗目标水平。

表12　2012年中国分化型甲状腺癌术后TSH抑制治疗的副作用风险分层

TSH抑制治疗的副作用风险分层	适用人群
低危	符合下述所有情况 ①中青年；②无症状者；③无心血管疾病；④无心律失常；⑤无肾上腺素能受体激动的症状或体征；⑥无心血管疾病危险因素；⑦无合并疾病；⑧绝经前妇女；⑨骨密度正常；⑩无骨质疏松症的危险因素
中危	符合下述任一情况 ①中年；②高血压；③有肾上腺素能受体激动的症状或体征；④吸烟；⑤存心血管疾病危险因素或糖尿病；⑥围绝经期妇女；⑦骨量减少；⑧存在骨质疏松症的危险因素
高危	符合下述任一情况 ①临床心脏病；②老年；③绝经后妇女；④伴发其他严重疾病

注：TSH，促甲状腺激素。

而甲状腺髓样癌患者术后的甲状腺激素替代治疗，只要使TSH控制在正常范围内即可。

41. 甲状腺癌术后多长时间复查？复查哪些内容？

甲状腺癌术后复查主要包括两方面：一是影像学的复查；二

是甲状腺功能的复查。影像学的复查包括颈部超声、放射性碘显像、CT、MRI以及PET-CT等，甲状腺功能的复查包含T_3、T_4、游离T_3、游离T_4、TSH、Tg、TgAb等指标。

（1）分化型甲状腺癌

复查项目：甲状腺彩超、Tg和TgAb、甲状腺功能测定、CT及MRI等。

术后1年内，每3～6个月复查甲状腺彩超。

术后1年后，如无复发、转移迹象，每6～12个月复查甲状腺彩超。

术后每6个月复查1次Tg和TgAb。

术后如果患者服用甲状腺素进行TSH抑制治疗，每次调整药物剂量4～6周后复查TSH，达到目标值后3～6个月复查，稳定后可每年检测1次。

分化型甲状腺癌远处转移并不常见，所以CT、MRI、PET-CT等影像学检查在随访中不常规推荐，如有必要，可进一步检查。

（2）甲状腺髓样癌

复查项目：甲状腺彩超、降钙素、癌胚抗原（CEA）及甲状腺功能等。

术后第1个月首次复诊需查降钙素、CEA和甲状腺功能等；如无异常，术后3个月再次复查；如再无异常，半年复查1次；此后可每年复查1次。

术后降钙素升高但低于150pg/ml的患者应该进行体格检查和甲状腺彩超检查。如果检查结果阴性，应每6个月复查1次血清降钙素、CEA和甲状腺彩超。

术后降钙素超过150pg/ml的患者应进行影像学评估，包括颈部超声、胸部CT、肝增强CT或增强MRI，中轴骨和骨盆的骨扫描及MRI检查。

术后能够检测到血清降钙素和CEA，至少每6个月复测1次这些标志物以明确其倍增的时间。

术后甲状腺功能主要监测TSH。术后通常采用甲状腺激素替代治疗，甲状腺功能维持在正常范围内即可。

（3）未分化癌

关于术后复查，现国内外无统一认识。甲状腺未分化癌恶性程度高、预后差，生存期3～6个月，1年生存率仅5%～15%，建议缩短复查时间。

42. 哪些患者甲状腺癌手术后需要进行放射性核素治疗？怎么治疗？

放射性核素治疗是分化型甲状腺癌术后治疗的重要手段。

[131]碘治疗包含两个层次：一是采用[131]碘清除术后残留的甲状腺组织，简称[131]碘清甲；二是采用[131]碘清除手术不能切除的转移灶，简称[131]碘清灶。总体来说，除所有癌灶均＜1厘米且无腺外浸润、无淋巴结和远处转移的分化型甲状腺癌外，其余甲状腺癌均可考虑[131]碘清甲治疗。妊娠期、哺乳期、计划短期（6个月内）妊娠者和无法依从辐射防护指导者，禁行[131]碘清甲治疗。对于无法手术切除，但具有摄碘功能的转移灶，可考虑[131]碘清灶治疗。首次[131]碘清灶治疗应在[131]碘清甲至少3个月后进行。

术后开始[131]碘治疗的时机：术后伤口愈合后忌食含碘丰富

食物（如海带、紫菜、海鱼等海产品）和停止服用甲状腺素片3周后测得 TSH 大于30mU/L 可以进行 [131] 碘治疗。其间不宜行增强 CT 等检查，最好不吃碘盐。

治疗前需要的准备措施：因含碘食物、甲状腺激素对甲状腺摄取 [131] 碘会有影响，因此，一般应在治疗前停用甲状腺激素的药物及食物。另外，[131] 碘治疗前，应抽血检查甲状腺功能，Tg、TgAb 及血常规，颈部彩超，必要时加做胸部 X 线片或胸部 CT 平扫等。但不做增强 CT 检查，因为增强造影剂含碘，会影响治疗效果。

43。甲状腺癌需要放疗或化疗吗？

化疗是甲状腺癌晚期治疗常用方法之一，但化疗杀死癌细胞同时也会杀死人体正常细胞，且药物剂量不易掌控，容易引起毒副作用。而且，甲状腺肿瘤细胞对多数化疗药物不敏感，因此，化疗效果不佳。目前，已有部分靶向药物（如索拉非尼等）已在临床使用。研究结果显示这些靶向药物对甲状腺癌尤其是难治的未分化癌部分患者有一定疗效。在未来，这些药物有望为手术后肿瘤复发、放射碘治疗不敏感、未分化癌等肿瘤患者提供更多治疗手段。

晚期甲状腺癌的治疗过程中，放疗也是比较常用的一种方法。放疗在控制局部症状，抑制癌细胞方面有很好的作用，但是放疗会使患者更加疲劳，伤害皮肤甚至脱发等一系列副作用，也会降低患者抵抗力，无法应对疾病的进展。甲状腺癌晚期放疗联合生物免疫治疗可以有效避免放疗产生的不良反应，但效果不尽如人意。

44。什么是甲状腺癌的靶向治疗？

甲状腺癌发病的分子基础是基因突变以及信号通路的改变，发病机制通常是基因重排。

有研究显示，与甲状腺癌密切相关的突变基因主要包括受体酪氨酸激酶基因RET/PTC、鼠类肉瘤滤过性毒菌致癌同源体B1（BRAF）基因、Ras基因和磷酸酶及张力蛋白同源的基因（PTEN）等。

不同基因突变在甲状腺癌亚型中表达并不相同。基因突变所引起的甲状腺细胞的异常增殖分化是通过复杂的信号通路介导的。而涉及甲状腺癌靶向治疗相关基因突变的信号通路包括靶向血管内皮生长因子（VEGF）、丝裂原活化蛋白激酶（MAPK）和磷脂酰肌醇3激酶（PI3K）3条主要信号通路。

靶向治疗就是将以上通路中的特异性结构分子作为靶点，利用能与这些靶分子特异性结合的抗体、配体等，达到直接治疗或导向治疗的目的。靶向治疗不仅能特异性作用于肿瘤细胞，阻断其生长、转移或诱导其凋亡，还能降低对正常细胞的杀伤作用。目前，研究较为广泛的甲状腺癌相关靶向治疗药物包括酪氨酸激酶抑制剂（TKIs）、细胞生长因子及其受体抑制剂、血管内皮生长因子受体（VEGFR）抑制剂、表皮生长因子抑制剂、DNA甲基化抑制剂、mTOR抑制剂、生长及凋亡调节剂、血管生成抑制剂、免疫增强剂等。

美国食品药品管理局（FDA）批准的甲状腺癌靶向治疗药物主要有索拉非尼、乐伐替尼、凡德他尼和卡博替尼。其中，索拉非尼是中国首个获批用于治疗放射性碘难治性分化型甲状腺癌的靶向药物。

对于进展较迅速，有症状的晚期放射性碘难治性分化型甲状腺癌（乳头状癌、滤泡状癌和Hurthle细胞癌）患者，可考虑使用索拉非尼。对于进展较迅速，有症状的晚期甲状腺髓样癌患者，国外指南推荐凡德他尼和卡博替尼。

对于无症状且进展缓慢的分化型甲状腺癌或甲状腺髓样癌患者，考虑到药物不良反应对患者生活质量的影响，不推荐患者进行靶向治疗。

45. 甲状腺乳头状癌的死亡率很高吗？

甲状腺乳头状癌的死亡率不高。

作为甲状腺癌中最常见的类型，甲状腺乳头状癌多数发展缓慢、预后较好，术后10年生存率可达到90%。

甲状腺乳头状癌患者一经确诊后，大多建议手术治疗，也可暂不手术治疗，积极监测，待病情进展后再行手术治疗。术后辅以TSH抑制治疗或[131]碘治疗，定期复查，监测有无复发或转移。

影响甲状腺乳头状癌预后的因素有肿瘤的组织类型，原发肿瘤大小，局部浸润，坏死，血管浸润，*BRAF*基因突变和远处转移等。

（1）组织类型：以下亚型预后较差。①高细胞乳头状癌亚型，10年死亡率达25%。②柱状细胞乳头状癌亚型，增长迅速，死亡率高。③弥漫性硬化性亚型，整个甲状腺浸润。

（2）原发肿瘤大小：乳头状癌＜1.0厘米，命名为微小癌，通常为体检发现，致死率几乎为0。乳头状癌＜1.5厘米，30年死亡率为0.4%，而较大肿瘤（＞1.5厘米）为7%。乳头状癌肿瘤越大，预后越差，死亡率越高。

（3）局部侵犯：少数甲状腺乳头状癌患者出现局部侵犯，造成局部器官功能不全，使死亡率增加。33%有局部入侵的患者死亡。

（4）远处转移：对于乳头状癌患者来说远处转移是致死的主要原因。10%的乳头状癌会出现远处转移，较为常见的是肺转移和骨转移。

46. 什么是甲状腺髓样癌？如何治疗？

甲状腺髓样癌属于中等恶性程度的肿瘤，约占甲状腺癌的2%。它起源于甲状腺滤泡旁细胞，又称甲状腺滤泡旁细胞癌（或C细胞癌），因其间质中有淀粉样物质沉着，故亦称淀粉样间质髓样癌，属于神经内分泌肿瘤。甲状腺髓样癌可见于各种年龄，但好发于中年患者，女性多于男性。恶性肿瘤本身可产生激素样活性物质（5-羟色胺和降钙素），因此临床上可出现腹泻、心悸、颜面潮红和血钙降低等症状。血清降钙素多增高，还可以伴有其他内分泌腺的增生，如嗜铬细胞瘤、甲状旁腺增生等。本病可较早发生淋巴结转移，预后较差。早期有机会通过外科手术获得治愈机会，但在晚期，即使广泛的手术也不能治愈本病，难以延长生存期。

甲状腺髓样癌主要的治疗手段包括手术、放疗、化疗和靶向治疗。

若患者超声检查后没有发现颈部淋巴结转移及远处转移，应行甲状腺全切和淋巴结清扫。如果存在广泛的区域或远处转移，手术治疗效果有限，为了保留讲话、吞咽、甲状旁腺功能和肩部活动功能，可行中央和一侧颈部的创伤较小的手术治疗，同时考虑放疗、化疗和靶向治疗。

甲状腺髓样癌术后不需要进行放射性碘治疗。但是，如果原发性肿瘤或淋巴结包含甲状腺髓样癌和滤泡性肿瘤或乳头状肿瘤的混合病灶，需要考虑放射性碘治疗。

对于进展较迅速，有症状的晚期甲状腺髓样癌患者，国外指南推荐酪氨酸激酶抑制剂凡德他尼或卡博替尼作为一线的单药治疗。

47. 什么是甲状腺未分化癌？

甲状腺未分化癌是起源于甲状腺滤泡细胞的少见肿瘤，占甲状腺癌的1%～2%，是甲状腺癌中恶性程度最高、预后最差的一种类型，生存期3～6个月，1年生存率仅5%～15%。

本病多发生于60岁以上患者，男女比例约为2：1。患者常以迅速增大的颈部肿物或声音嘶哑，呼吸、吞咽困难就诊。本病通常体积较大、质硬、无包膜，癌组织常侵犯周围组织并见明显出血和坏死。未分化癌初次就诊时即可发生肺、骨等远处转移，因此，通常就诊时已是晚期，无法手术切除，只能行放疗和化疗。

48. 甲状腺淋巴瘤是什么肿瘤？

甲状腺淋巴瘤是一种原发于甲状腺的恶性肿瘤，非常罕见，约占甲状腺恶性肿瘤的5%。主要发生在60～70岁的老年女性，男性较少，但发病年龄通常较女性更低，常伴有慢性淋巴细胞性甲状腺炎或桥本甲状腺炎。临床多表现为无痛性颈前肿块进行性增大或原有肿块短期内迅速增大，肿块较大时常伴气管、食管的压迫，包绕颈部血管致呼吸不畅、吞咽困难和晕厥等症状。淋巴瘤可侵犯单侧或双侧甲状腺，瘤体形态可分为单发结节型、多发结节型、弥漫型和混合型。治疗方法主要有手术、放疗、化疗及靶向治疗。预后良好，5年生存率高。

49. 儿童甲状腺结节和肿瘤的管理与成人有差别吗？

有差别。

相比于成人，儿童甲状腺结节的恶性风险更高，复发更频繁，严重危害了儿童的正常生长发育。幸运的是，相比于成人的同种肿瘤，儿童甲状腺肿瘤生存率较高，即使处于进展期并且有转移的儿童，其甲状腺肿瘤预后也非常好。因此，及时发现儿童甲状腺结节和肿瘤并给予治疗非常重要。诊断方式有超声、细针穿刺细胞学检查和分子诊断等。治疗方式主要为手术治疗、内分泌治疗、^{131}碘治疗和靶向治疗，其中以手术治疗为主。

超声和细针穿刺细胞学检查是术前诊断和鉴别结节良恶性的重要手段，分子标志物诊断尚未得到广泛应用。

儿童甲状腺良性结节可以根据不同病情选择不同的治疗方案。消融治疗目前多用于成人甲状腺良性结节，不推荐应用于儿童。药物治疗主要是通过补充足量的甲状腺素抑制TSH从而减弱结节的增长，然而该法目前仍有争议。对甲状腺明显肿大、出现压迫症状或胸骨后甲状腺肿的患儿可行手术治疗。

儿童甲状腺癌的首选方式是手术治疗。对于绝大部分患者建议行甲状腺全切除术。由于其颈部淋巴结转移率高且复发风险大，建议行预防性中央区淋巴结清扫。

甲状腺激素替代和TSH抑制治疗是公认的有效治疗方式。儿童分化型甲状腺癌患者TSH抑制治疗目标：低危0.5～1.0mU/L，中危0.1～0.5mU/L，高危＜0.1mU/L。与成人TSH抑制治疗相比，儿童的整体抑制治疗目标更低，副作用风险考虑较少，且没有初治期和长期随访期治疗之分。

与成人甲状腺癌不同，不推荐儿童术后常规进行[131]碘治疗，仅推荐对确定或可疑的远处摄碘病灶，或无法手术切除的局部摄碘病灶考虑应用[131]碘治疗。

靶向治疗可以显著提高患儿的无进展生存期，如索拉非尼等。

总之，需要根据患儿病情及肿瘤特征选择合适的治疗方案，以达到满意的治疗效果。并且，因为儿童甲状腺癌的复发率相对成人偏高，故应加强随访。

50. 女性怀孕和哺乳期间发现了甲状腺结节和肿瘤该怎么办？

首先应结合患者病史、血清TSH水平、颈部超声评估结节性质。若超声提示恶性、有被膜外侵犯或淋巴结转移者，应行甲状腺细针穿刺细胞学检查，作出明确诊断；若超声提示良性结节，可延迟到产后再行甲状腺细针穿刺细胞学检查。

处理方法主要有手术和密切观察。需根据甲状腺结节和肿瘤的性质、分期、进展和TSH水平，结合患者意愿综合评估，慎重选择处理方式。

若为侵袭性分化型甲状腺癌、甲状腺髓样癌或未分化癌，选择孕中期手术。若为非侵袭性甲状腺癌，建议将手术推迟至产后或哺乳后。妊娠和哺乳期禁止[131]碘相关检查和治疗，分子诊断亦不推荐用于细针穿刺细胞学诊断结果未明的甲状腺结节。

若患者于孕中期行手术治疗，术后需复查TSH水平，将其维持在0.2～3.0mU/L。同时，需监测甲状旁腺激素、血钙及25-羟维生素D水平，根据需要给予适量钙剂并补充维生素D。

若分化型甲状腺癌患者推迟至产后行手术治疗，当TSH大于2.0mU/L时，建议给予甲状腺激素抑制治疗，控制TSH在0.3～2.0mU/L，以抑制肿瘤生长进展。需要注意的是，母乳中的放射性碘可以传递给婴儿，如需在产后行[131]碘治疗，应停止哺乳。

五

甲状腺功能亢进症篇

1. 什么是甲亢？

甲状腺功能亢进症，简称甲亢，是指由于甲状腺本身或甲状腺以外的多种原因引起的甲状腺激素增多，进入循环血中，作用于全身的组织和器官，造成机体神经、循环、消化等各系统的兴奋性增高为主要表现的疾病的总称。

当机体甲状腺激素水平正常，而促甲状腺激素（TSH）含量降低时，称为亚临床甲亢，此为轻型甲亢。

甲亢的主要临床表现包括：多食、消瘦、畏热、多汗、心悸等高代谢综合征，神经和血管兴奋性增强，以及不同程度的甲状腺肿大和突眼、手颤、胫前黏液性水肿等特征，严重的可出现甲状腺危象，昏迷甚至危及生命。需要注意的是，甲亢只是甲状腺功能的异常表现之一，并不是一个完整的诊断。我们还需要完善相关的辅助检查以明确甲亢的类型及严重程度，从而制订准确的治疗方案。

临床一般按其病因不同可分为甲状腺性甲亢、中枢性（垂体、下丘脑）甲亢、一过性甲亢、伴瘤甲亢、卵巢甲状腺肿、药物性甲亢等多种类型。其中，最常见的是甲状腺性甲亢，男女均可发病，但以中青年女性多见，女性患病率是男性的5～10倍。

实际生活中，Graves病所导致的甲亢最为多见。本章就以Graves病甲亢为代表进行介绍。

2. 甲亢的症状及其对身体的危害有哪些？

由于甲状腺激素对人体多个脏器和器官都有影响，因此，过

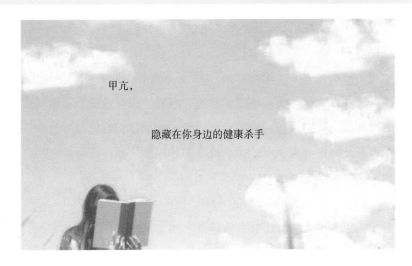

甲亢，

隐藏在你身边的健康杀手

多的甲状腺激素会影响人体各个系统，引起一系列临床症状。当然，由于甲亢的类型不同，患者的临床表现也不尽相同。本章讨论的主要内容是毒性弥漫性甲状腺肿（Graves病）甲亢，其临床表现主要包括以下三大方面。

（1）甲状腺毒症表现（甲状腺激素增高综合征）

1）高代谢综合征：患者会出现疲乏无力、怕热多汗、皮肤温暖潮湿，或者伴有低热。如出现甲状腺危象时可有高热，体温达39℃以上。同时，糖、脂肪和蛋白质等各类营养物质代谢加快。糖类吸收、代谢和糖原分解加速，血糖升高，可导致糖耐量异常，甚至糖尿病。蛋白质和脂肪分解加速，体重下降，血总胆固醇降低，可出现营养不良。

2）精神神经系统：患者可出现多言好动、紧张焦虑、焦躁易怒、失眠、不安、注意力不集中、记忆力减退。严重的患者甚至可出现多疑、幻觉，乃至躁狂症，有类似精神病的表现。还有部分患者可以表现为抑郁症。老年患者可有寡言、抑郁、表情淡漠等，称为淡漠型甲亢。伸舌和手平举时，可见舌及手指细颤。

3）心血管系统：患者可出现心悸、胸闷、气短，心动过速，重者常有心律失常、心脏扩大、心力衰竭等表现。心动过速多为窦性，一般为90～120次/分，即使休息和睡眠时心率仍然较快。心律失常以期前收缩（早搏）常见，阵发性或持续性心房颤动或心房扑动、房室传导阻滞等也可发生。病程较长的患者可有心脏扩大和充血性心力衰竭。血压改变为收缩压增高，舒张压正常或稍低，脉压增大。

4）消化系统：患者食欲亢进，排便次数增多，但体重下降。老年人患有甲亢时可出现食欲缺乏。病情较重者，可有肝大及肝功能损害，偶有黄疸。

5）肌肉骨骼系统：主要表现为肌无力、肌萎缩，严重者发生甲亢性肌病，部分患者，尤其是年轻男性可伴周期性麻痹。

6）血液系统：血常规检查可以发现，白细胞总数、中性粒细胞减少，淋巴细胞及单核细胞增多，可伴血小板减少性紫癜。部分患者会发生贫血。

7）生殖系统：女性会发生月经紊乱、经量减少、周期延长，甚至影响生育。男性可出现勃起功能障碍，或生育力降低。

（2）甲状腺肿大：80%的甲亢患者甲状腺呈不同程度的弥漫性肿大，质地较软，两叶一般对称性肿大，随吞咽上下移动。也可两叶不对称或呈分叶状肿大。由于甲状腺血管扩张，血流量增多，血流速度加快，可在腺体上下极外侧闻及血管杂音并能扪及震颤。甲状腺弥漫性肿大伴有局部血管杂音和震颤对甲亢的诊断有重要意义。有些患者的甲状腺呈单个或多发的结节性肿大，质地可以中等硬度。病程久远者，或者服用治疗甲状腺疾病的中药者可以出现坚硬而表面不平的甲状腺肿大。

（3）突眼：25%～50%患者伴有眼征，女性多于男性，发病

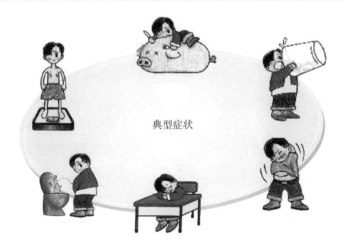

主要和自身免疫有关。部分可为单侧，按病变程度可分为单纯性和浸润性突眼两类（图37）。

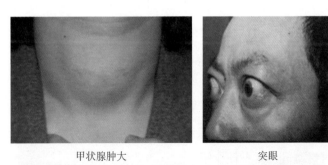

甲状腺肿大　　　　　　　　　　突眼

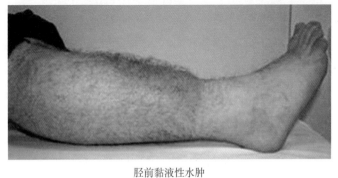

胫前黏液性水肿

图37　Graves病甲亢的特征性表现

另外，甲亢还可能出现一些特殊的表现，即胫前黏液性水肿、甲状腺危象等。胫前黏液性水肿是指下肢胫骨的皮肤出现皮肤增厚等表现，具体详见本篇第14问。甲状腺危象请详见本篇第36～38问。

由此可见，甲亢对人机体的影响几乎可以累及各个系统和器官。对于不同的患者，其危害不尽相同，主要取决于病程长短、病情的严重程度，以及治疗的情况。

3。甲亢为什么会出现肝损害？

不少甲亢的患者会在甲亢被诊断时或治疗过程中出现肝功能异常。

在未使用抗甲状腺药物前出现肝功能异常者，可能与下列因素有关。

（1）甲状腺激素对肝细胞具有直接毒性作用，这是由于20%的甲状腺激素在肝内降解，与葡萄糖醛酸或硫酸结合后经胆汁排入小肠，长期过多的甲状腺激素的转化代谢，增加了肝的负担，或者直接对肝产生毒性作用。

（2）高代谢导致肝相对缺氧及营养不良。

（3）甲亢影响了肝内各种酶的活力，甲亢可导致肝细胞增生，谷草转氨酶（AST）水平增高，肝内还原型谷胱甘肽（GSH）耗竭。

（4）甲亢性肝损害时，肝合成TBG减少，导致游离甲状腺激素游离T_3、游离T_4增加，加重肝损害。

（5）甲亢并发心力衰竭、休克、感染时，增加了肝脏负担。

（6）甲亢是一种自身免疫性疾病，可合并原发性胆汁性肝硬化，表现为肝内细小胆管的慢性非化脓性炎症，持续性胆汁淤积，最终演变成再生结节不明性肝硬化。后者伴发自身免疫性肝炎，导致转氨酶升高。

如果用药前肝功能正常而用药后出现肝功能异常，或用药前已有肝功能异常而用药后进行性加重时，药物性肝损害可能性较大，一般多见于用药后3个月内。临床上最常用的两种抗甲状腺药物是丙硫氧嘧啶和甲巯咪唑，前者以不同程度的肝细胞坏死为主，主要表现为转氨酶升高；而后者以肝内淤胆为主，主要表现为胆红素升高。目前，抗甲状腺药物导致肝损害的确切机制尚不清楚，主要认为与机体的异质性反应有关，免疫介导的肝细胞损伤或变态反应可能在其中起重要作用。

当然，我们也要排除病毒性肝炎等其他慢性肝病或引起急性肝损害的如休克、败血症、中毒等全身因素及使用其他已知肝毒性药物的可能。

4. 甲亢患者为什么体温比正常人高？

甲亢患者体内甲状腺激素水平升高，导致糖、蛋白质、脂肪等营养物质分解加速，出现代谢亢进，体内产热量增加。为保持患者体温的正常，机体通过汗液的方式把多余的热量散发出去，但因为产热多于散热，所以，患者即使衣服穿的很少也会有明显的怕热出汗、手心等部位皮肤温暖潮湿等问题。不少患者还伴有低热，但很少超过38℃，发生甲状腺危象时出现高热，可达39℃以上。

5. 甲亢为什么会出现心房颤动？

甲亢并发心房颤动（房颤）是甲亢性心脏病的主要表现形式

之一，多发生于中老年甲亢患者。这是由于机体内升高的甲状腺激素对心血管系统的直接和间接作用引起的。房颤通常是持续性的快速心房颤动，是较难处理的心脏并发症。

甲亢合并房颤的发病机制尚未完全明确。一般认为，甲亢时交感神经兴奋，心房异位起搏点兴奋性增高；甲状腺激素分泌增多，对心房纤维产生直接毒性损害作用；甲亢时高动力性循环，回心血量增多，对大静脉入口处的心房肌长期不断加重刺激，使心房肌纤维电生理极不稳定，易产生多发性折返激动，发生房颤。所以，甲亢并发房颤治疗的关键在于控制甲亢，只有甲亢好转，甲亢并发的房颤才能痊愈。假如甲亢没有得以及时处理，房颤可能迁延不愈，成为慢性疾病。

6。生气能诱发甲亢吗？

研究发现情绪障碍或生活事件均可能对内分泌功能产生影响。"生气"是人的一种情绪反应，"生气致病"是人们对精神刺激致病的通俗说法。不少甲亢患者在就诊时常叙述"生气"之后得了病。医学研究认为，甲亢是以遗传为背景，在环境、感染、药物、精神刺激等多种因素作用下，诱发体液免疫和细胞免疫功能紊乱导致甲状腺肿大、功能亢进的临床综合征。

因此，长期的精神创伤，强烈的精神刺激，如悲哀、惊恐、愤怒、紧张、焦虑等常可促发甲亢。事实上，在战争年代和自然灾害地区甲亢的患病率显著增加。资料显示，在对365例甲亢患者的发病因素分析后发现，80%患者均有精神刺激。有人研究了相关日常生活事件和甲亢发病之间的关系，对新确诊的208例甲亢患者与320例非甲亢对照组进行了比较，结果表明，甲亢患者在发作前12个月内经历了较多的紧张性事件。此外，研究还发现，抑郁症患者甲状腺功能会发生改变，包括T_4增加、TSH对促甲状腺激素释放激素（TRH）反应迟钝和甲状腺激素分泌昼夜节律消失或平坦。

为什么精神刺激能诱发甲亢呢？确切的发病机制尚不明了。有人认为，这些患者甲状腺本身已有缺陷，平时不出现甲亢，遇到精神刺激后，诱发本病发生。近来的资料表明，持续的精神刺激引发人体出现应激，使中枢神经系统的去甲肾上腺素水平下降，促肾上腺皮质激素释放激素、促肾上腺皮质激素、皮质醇等应激性激素水平升高，使机体的免疫监视功能下降，从而诱导甲状腺自身抗体的产生，进而对甲亢的发生起到促进作用。所以，保持良好的心态，愉快的心情，对于甲亢的预防和治疗都至关重要。

7. 甲亢对妊娠有哪些影响？

虽然妊娠可以合并各种原因引起的甲亢，但仍以Graves病和妊娠一过性甲状腺毒症（GTT）最为常见，前者占85%，包括妊娠前和妊娠期新发的Graves病，后者占10%。

胎儿和母亲能否获得良好结局取决于母亲的甲亢控制情况。妊娠期甲状腺功能状态与妊娠结局直接相关。甲亢控制不良与流产、妊娠高血压疾病、早产、出生低体重儿、胎儿宫内发育迟缓、死胎、妊娠妇女的甲状腺危象及充血性心力衰竭相关。有研究显示，胎儿暴露于过多的甲状腺激素，可能与远期患癫痫和神经行为异常风险增加有关。严重甲亢患者可伴甲亢性心脏病，甚至发生急性肺水肿威胁母婴安全。另外，抗甲状腺药物剂量大小也影响胎儿甲状腺的发育与功能。剂量不足时，甲亢控制不好会产生前述种种问题；剂量过大会引起胎儿甲状腺肿大甚至甲减，导致分娩困难或脑神经发育障碍、缺陷。

另外，Graves病母体血中的促甲状腺激素抗体（TRAb）可以经胎盘进入胎儿，导致胎儿甲亢，其新生儿甲亢发生率为1%。因此，建议妊娠中晚期时检测TRAb，如果妊娠前3个月已经发现TRAb升高，应该在怀孕20～26周再次复查。

总之，Graves病妇女如准备妊娠，建议最好在甲状腺功能正常且病情平稳的情况下（在治疗方案不变的情况下，2次间隔至少1个月的甲状腺功能测定在正常范围内，提示病情平稳）再妊娠。

8. 甲亢为什么能引起糖尿病？

甲亢与糖尿病是两种内分泌科最常见的疾病，在临床上有很多相同的症状，可并存或相继发病。近年来，这两种疾病及其合并存在的发病率呈现上升的趋势，以先甲亢后合并糖尿病最常见。与甲亢并存的糖尿病可以是1型糖尿病、2型糖尿病、特殊类型糖尿病或妊娠糖尿病。甲亢引起血糖升高的发病机制大致与以下几点相关。

（1）胰腺分泌功能异常：一方面，甲亢时，患者胰岛B细胞分泌胰岛素的功能降低，胰岛素的合成与分泌受到抑制；另一方面，甲状腺激素使胰岛内另一种细胞（A细胞）分泌胰高血糖素增加，该细胞可分泌胰高糖素，以对抗胰岛素的作用，是体内主要的升糖激素之一。

（2）外周组织葡萄糖利用减少：肌肉是人体利用葡萄糖的主要外周组织之一，可以在或不在胰岛素的帮助下将葡萄糖转运入肌肉细胞内进行储存或利用，有助于降低血糖。甲亢患者的肌肉组织对胰岛素的敏感性降低，使肌肉对葡萄糖的摄取利用减少，增加体内血糖含量。

（3）肝葡萄糖代谢的异常：肝是人体葡萄糖储存和利用的重要器官，它既可通过摄取葡萄糖合成糖原贮存，又可通过对糖原进行分解、异生等途径输出葡萄糖，使人体在不进食的情况依然保持血中葡萄糖浓度稳定，不会出现低血糖。甲亢时，肝糖原分解加速，导致人体内部葡萄糖生成过多，从而增高了血糖水平。

（4）肠道葡萄糖吸收异常：甲亢时，高水平的甲状腺激素使机体处于高代谢状态，患者能量消耗增加，易饥多食，加上肠道己糖激酶和磷酸激酶活性增强等使肠道葡萄糖吸收增加，肠道吸收过多的葡萄糖进入血液也会升高血糖，可能出现餐后血糖增高。

（5）遗传免疫学基础：目前的研究表明，多发于青少年的1型糖尿病常与体内免疫异常有关。引起甲亢最常见的Graves病与免疫介导的1型糖尿病均属于自身免疫性疾病，两者具有相似的遗传免疫学基础，都可以成为多发性内分泌腺自身免疫综合征的组成部分。研究表明，自身免疫性甲状腺疾病患者体内不仅存在甲状腺自身抗体，还可能有针对胰岛B细胞的自身抗体，包括胰岛细胞抗体、胰岛素抗体、谷氨酸脱羧酶抗体和胰岛素受体抗体等，这些抗体均与胰岛损伤、胰岛功能下降有关，进而影响人体的血糖代谢。

9. 甲亢为什么会引起贫血？

甲亢性贫血多为轻至中度，一般以缺铁性贫血最为常见。甲亢多见于20～40岁女性，该部分女性是铁缺乏症的高危人群。甲亢时，代谢旺盛过度消耗造血因子、胃肠道蠕动加快导致铁吸收不良，从而诱发或加重了缺铁乃至贫血，病程越长，贫血可能性越大。另外，甲亢患者普遍存在铁代谢障碍。甲亢患者的血清及细胞内的铁蛋白均增加，且与T_3水平成正比。因铁蛋白的大量表达可封闭游离铁，致本有缺铁倾向的甲亢患者体内可供利用的铁更为不足。

10. 甲亢患者为什么夜间入睡困难？

甲状腺激素是一种兴奋性激素。甲亢时，过多的甲状腺激素作用到机体神经系统，导致神经系统长期处于兴奋状态，进而引发患者情绪的较大波动，如出现暴躁易怒、焦虑敏感等表现。即使到了晚上，这种神经兴奋性也不会减弱，患者常表现为异常兴奋，毫无困意，甚至产生幻觉等。

甲亢导致的失眠还与疾病本身给患者带来的临床表现相关，即疾病给患者的身心健康都带来极大的伤害，如胸闷、气短、心率加快等，这些异常的表现也会造成患者夜间难以入睡，进而失眠。

11. 甲亢患者皮肤有哪些改变？

（1）掌跖多汗症：90%甲亢患者有多汗的临床表现，尤其是手掌、足底明显，皮肤光滑柔软而薄，皮温升高，在面部、颈部、肘部及手掌等处还可出现潮红。

（2）色素沉着：多发生在面部，或皮肤皱褶处、掌纹、牙龈及颊黏膜等出现皮肤颜色加深。可能因为甲亢时肾上腺产生的皮质醇降解加速，而血皮质醇浓度的下降，使垂体分泌更多促黑素。

（3）毛发改变：头发及体毛细软，常伴弥漫性脱发，有可能数周内头发就会掉光，亦可发生斑秃，这与体内的自身免疫和代谢因素有关。

（4）瘙痒及荨麻疹：较少见，患者可表现为泛发性瘙痒症或反复出现较顽固的荨麻疹，晨轻、晚重，用脱敏药效果差，原因不明。

（5）白癜风：国外报告有1%～7%甲亢病例出现片状白斑，分布在手掌、足底、前胸或背部。

（6）杵状指：又称指端粗厚，是指骨骨膜成骨增加及结缔组织增生所致，发生率约5%。

（7）胫前黏液性水肿：约5%Graves病患者可有典型的局限性黏液性水肿，常与浸润性突眼同时或之后发生，这是本病的特异性表现之一。多见于胫骨前下1/3，有时可扩展到足背、膝部、足趾背侧、踝部的摩擦部位和足部损伤处，少数可发生于手背、头、面、腹部和瘢痕部，病变常呈对称性。具体内容详见本篇第14问。

12。甲亢会影响月经吗？

甲状腺具有增进生长发育和促进物质代谢的作用。当甲状腺出现异常时，一方面，甲状腺激素对垂体进行反馈后，会影响垂体对性腺的分泌，使卵泡刺激素（FSH）、黄体生成素（LH）的产生和释放紊乱；另一方面，甲状腺的变化能够直接影响卵巢对

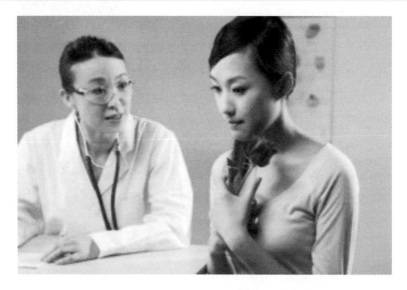

促性腺激素的敏感性。两方面因素均会造成女性患者发生月经不调，甚至不孕。

甲亢是一种高代谢疾病，可引起一系列的临床症状。其中，对生殖系统的影响就是月经紊乱和生育能力的降低。临床上可表现为月经量减少，月经周期延长，甚至出现闭经和不孕等。这些都严重影响了女性的生理和心理健康。

13。 甲亢为什么会导致突眼？

门诊经常可以看到这样的患者，双眼突出，炯炯有神，有的双侧突眼程度不同，严重的甚至出现双目失明。甲亢导致突眼主要包括以下几个方面的因素。

（1）遗传因素：人类白细胞抗原（HLA）与突眼有密切的关系，伴有突眼的甲亢患者中HLA相关位点阳性明显多于无突眼的甲亢患者。

（2）环境因素：目前，环境污染日益严重，这些对突眼的发生都有一定影响。吸烟的甲亢患者，其突眼的发生率较不吸烟者高，提示吸烟有可能影响突眼的发生。

（3）免疫因素：一般认为，突眼症也是自身免疫性疾病。眼部可能与甲状腺一样，存在相同的抗原决定簇，使TRAb直接针对眼球后组织产生免疫反应。细菌，病毒等外来抗原的抗体也可能在发病中发挥作用。另外，突眼还与机体T细胞介导的自身免疫有关。

（4）球后成纤维细胞的作用：甲亢突眼患者眼外肌、脂肪细胞、炎症浸润细胞中存在胰岛素样生长因子（IGF）。而IGF和成纤维细胞生长因子（FGF）具有刺激成纤维细胞增殖的作用。这也是造成甲亢性突眼的病因。

14。甲亢为什么会合并胫前黏液性水肿？

有的甲亢患者来到门诊时，下肢胫骨前的皮肤出现水肿，皮肤增厚，表面不平，肤色也变深，有的还可以出现增生的结节样改变。这些临床表现统称为胫前黏液性水肿（图38）。

这是甲亢特有的皮肤病理损害。多发生于胫骨前中下部分，

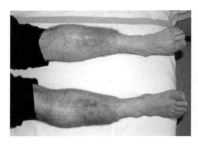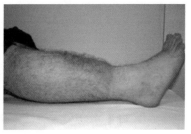

图38　甲亢患者的胫前黏液性水肿

多呈双侧对称性，有时病变扩展至足背，少数可累及股部、前臂桡骨前，甚至头面。病变常呈对称性。早期皮肤增厚，粗而变韧，随后可出现大小不等的斑块状结节，边界清楚，直径5～30毫米，隆起皮肤表面，凹凸不平，压之无凹陷。后期皮损融合，皮肤呈橘皮样并有疣状突起。重者双下肢增粗如橡皮腿。根据不同临床表现可分为局限型、弥漫型及橡皮肿型3种类型。

胫前黏液性水肿主要是由于黏多糖及黏蛋白浸润，胶原增多，组织纤维损害。胫前黏液性水肿的原因也和免疫功能障碍有关。部分患者在甲亢控制后此病自然缓解。目前，本病无特殊有效的治疗方法。最为重要的是彻底治愈甲亢，必要时可以尝试局部注射免疫调节剂的方法。

15. 甲亢需要做哪些检查？

一旦出现心悸（心慌）、怕热、出汗、乏力、体重减轻、手抖、颈前粗大等情况时，就需要考虑是否存在甲亢了。甲亢需要做哪些检查呢?临床诊断所需检查主要包括诊断甲亢的检查，如甲状腺功能；甲亢类型鉴别的检查，如甲状腺相关抗体、摄[131]碘率、超声检查等；甲亢严重程度及预后治疗相关检查，如血常规、肝功能、心电图等。

（1）甲状腺功能：可以帮我们了解甲状腺激素和TSH的水平是否异常，以及异常的程度。

（2）甲状腺相关抗体：主要包括TRAb、甲状腺过氧化物酶抗体（TPOAb）、甲状腺球蛋白抗体（TgAb）。这些抗体可以帮助临床医师区分甲亢的类型，如是Graves病或桥本甲状腺炎还是其他原因引起的甲亢。这对甲亢治疗的指导有重要意义。

（3）血常规：甲亢时会引起血白细胞减少，严重时需要先升高白细胞后再进行抗甲状腺治疗。考虑到治疗甲亢的抗甲状腺药物可能会影响白细胞。因此，有必要在正式治疗前评估患者白细胞的水平。

（4）肝功能：有的甲亢患者伴有肝功能损害，且甲巯咪唑、丙硫氧嘧啶等抗甲状腺药物都可能会损伤肝功能。因此，治疗前必须明确转氨酶等肝功能的水平，以便制订合适的治疗方案。

（5）甲状腺超声：这是最简便的影像学检查方法。甲亢时超声检查的典型表现是"火海"样改变。

（6）心电图：甲亢具有高代谢综合征的表现，常有心慌的症状，心电图检查可以帮我们明确是否存在心脏病。

以上这些检查都是必需的，对进一步的治疗很有帮助，在有些情况下我们还需检查甲状腺的摄[131]碘率、血电解质、骨密度、血糖等以进一步明确甲亢的病因，了解甲亢的并发症与合并症，判断甲亢的严重程度。

16. 甲亢如何确诊？

诊断一个疾病，需要根据它的症状、体征、辅助检查等综合判断。一般来说，甲亢的患者会表现为高代谢综合征，如心慌、出汗、手抖、乏力，体重减轻等。查体时通常有甲状腺不同程度的肿大，有的患者可伴有突眼，或胫前黏液性水肿等。

临床表现不足以确诊甲亢，最重要的还是甲状腺功能检查。甲状腺激素水平明显高于正常范围上限，即游离 T_3、游离 T_4 水平升高，而TSH水平降低，应当考虑甲亢。当然，这只是甲亢诊断的第一步。临床还必须进一步完善抗体、超声等检查，以

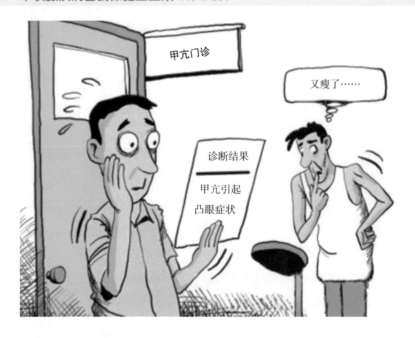

判断导致甲亢的病因，明确甲亢的类型。如是较为常见的Graves
病，患者的TRAb会升高，甲状腺超声可以见到典型的"火海
征"。在诊断甲亢并确定甲亢的类型之后，还需要实施相关检查
以便了解甲亢的并发症与合并症，确定甲亢的严重程度和预后。

17。甲亢容易与哪些疾病混淆？

　　甲亢通常表现为心慌、出汗、手抖、乏力、体重减轻、食量
增加、脱发，女性患者伴有月经失调等。其实，这些症状不仅仅
是甲亢所专有，其他很多疾病都有可能出现类似的表现。常见的
几类疾病如下。

　　（1）单纯性甲状腺肿：除甲状腺肿大外，并无上述症状和体
征。虽然有时 ^{131} 碘摄取率增高，T_3 抑制试验大多显示可抑制性。

血清 T_3、反 T_3 均正常。

（2）神经官能症：处于青春期、围生期、围绝经期等，或生活、工作处于波动或应激的阶段，常容易出现一些身体不适。我们将它称为"神经官能症"。此类疾病不伴有甲状腺激素的异常，亦无甲状腺肿大和突眼等表现。

（3）自主性高功能性甲状腺腺瘤：患者亦有甲状腺激素和TSH的异常，但甲状腺超声可见结节，而甲状腺扫描时，放射性碘集中于结节处，经TSH刺激后重复扫描，可见该结节的放射性增高。

（4）其他：结核病和风湿病常有低热、多汗、心动过速等。以腹泻为主要表现者常易被误诊为慢性结肠炎。老年患者的甲亢表现多不典型，常有淡漠、食欲缺乏、明显消瘦等，容易被误诊为癌症。单侧浸润性突眼症需与眶内和颅底肿瘤鉴别。甲亢伴有肌病者，需与家族性周期性麻痹和重症肌无力鉴别。糖尿病的患者可伴有乏力、消瘦。这些疾病都需要和甲亢相区分。

18. 甲亢的治疗方法有哪些？

甲亢的治疗根据其类型选择不同的治疗方案，对于临床最为常见的Graves病甲亢，目前治疗分为两方面。

（1）一般治疗：应注意适当休息，避免精神紧张及过度劳累。注意补充足够热量和营养，包括糖、蛋白质和B族维生素等，适当控制碘的摄入。精神紧张或失眠较重者，可酌情给予镇静剂。另外，心理支持治疗亦非常重要，特别是在甲亢缓解以后。

（2）甲亢的治疗：主要有3种方法。

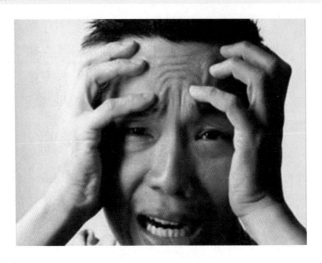

1）药物治疗：我国甲亢患者首选的治疗方法，包括抗甲状腺药物、β受体阻断剂、碘制剂、锂制剂等。其中常用的是咪唑类和硫脲类抗甲状腺药，主要通过阻抑甲状腺内的过氧化物酶系统，抑制碘离子转化为活性碘，从而妨碍碘与酪氨酸的结合，阻抑甲状腺素的合成。丙硫氧嘧啶还可抑制外周组织中的T_4转化为T_3。药物治疗适应证：病情较轻，甲状腺轻至中度肿大患者；20岁以下青少年及儿童、老年患者、妊娠妇女或由于其他严重疾病不适宜手术者；手术后复发，又不适宜于放射性[131]碘治疗者；手术和放射性[131]碘治疗前准备。

2）放射性[131]碘治疗：甲状腺有高度浓聚[131]碘能力，[131]碘衰变时放出β射线和γ射线（其中99%为β射线），β射线在组织内的射程仅为2毫米，故电离作用仅限于甲状腺局部而不影响邻近组织。甲亢患者[131]碘在甲状腺内停留的有效半衰期为3～4天。因而，可使部分甲状腺上皮组织遭到破坏，从而降低甲状腺功能达到治疗的目的。

3）手术治疗：甲状腺次全或近全切除是治疗甲亢的有效方

法之一，多数患者可得以根治，且可使自身免疫反应减弱，复发率较低。但手术前必须先控制甲亢，并做好其他相应的术前准备，以减少手术并发症，尤其是甲状腺危象的发生。

19. 甲亢患者需要终生服药吗？

目前认为，甲亢是一种自身免疫性疾病，TRAb是导致本病的主要原因。抗甲状腺药物固然能在短期内（2～3个月）使甲状腺功能恢复正常，但要使血TRAb转阴却需要较长时间，用药短于12个月复发率增加，但长于18个月亦不能显著增加缓解率。用药不当，疗程不足，减药过快、间断用药或停药过早是导致病情反复的最常见原因。因此，总疗程应在12～18个月。

但是，对于儿童甲亢，或者屡次复发的患者，药物治疗时间可能要适当延长，儿童甲亢疗程需要达到36个月。老年患者甚至可以长期维持小剂量的抗甲状腺药物。另外，更年期、升学期、退休期这些特殊阶段，停药容易复发，需要谨慎。

假如TRAb持续阳性，或者甲状腺肿大明显，尤其是伴有血管杂音者，一旦停药，复发的概率很大。对于这类人群，可以换用其他治疗方法，或者延长药物使用的疗程。

20. 甲亢的药物治疗方法有哪些？

甲亢最常见的治疗方法是药物治疗，临床上常见的主要药物如下。

（1）抗甲状腺药物：目前，临床常用的是甲巯咪唑（他巴唑）及丙硫氧嘧啶。这类药物的主要机制是抑制甲状腺激素的合成，从而降低血液中甲状腺激素的水平，缓解甲亢的症状。

抗甲状腺药物的治疗分为初治期、减量期及维持期3个阶段。

1）初治期：根据病情的轻重给予丙硫氧嘧啶100～450毫克/日，3次/日或他巴唑10～30毫克/日，分2～3次口服。丙硫氧嘧啶半衰期短，初治期需要多次口服，而甲巯咪唑可以一次顿服。治疗开始后每3～4周复查甲状腺功能，调节药物剂量。一般治疗4～8周可使甲亢症状缓解，甲巯咪唑较丙硫氧嘧啶会更早让甲亢缓解。当血甲状腺激素恢复正常时即可减量。

2）减量期：每2～4周减1次，每次减丙硫氧嘧啶50～100毫克或他巴唑5～10毫克，待症状完全消失，体征明显好转后再减至最小维持量。

3）维持期：每日丙硫氧嘧啶用量为50～100毫克或他巴唑为2.5～10毫克。

甲亢的停药指征包括以下几点：甲亢症状缓解，甲状腺缩小，血管杂音消失，突眼改善；游离T_3、游离T_4、TSH正常，TRAb阴性；疗程达到12～18个月，药物维持剂量小。达不到上述要求者，应延长抗甲状腺药物的疗程，或改用放射性[131]碘治疗或手术治疗。

（2）β受体阻断剂：甲亢患者的肾上腺素能活性增强，从而表现出高代谢的症状和体征，如心跳快、出汗、手抖等。应用β受体阻断剂可以对抗肾上腺素能效应。可以使患者的心动过速、精神焦虑、出汗增多、双手震颤、肌病等症状得以改善。常用的药物为普萘洛尔（心得安），剂量30～60mg，分3～4次口服。

（3）碳酸锂：该药可以抑制甲状腺激素的合成和释放，使血液循环中的甲状腺激素的代谢减弱。因为本药副作用较多，不作为首选一线用药，只用于对抗甲状腺药物过敏或者白细胞过低的患者。

（4）糖皮质激素：糖皮质激素可以在下丘脑、垂体和甲状腺3个层面上来控制甲亢。对于病情严重以及伴有白细胞减少或者肝功能损伤的患者，可以适当运用。

（5）碘制剂：该药适用于甲状腺危象的患者，或者甲亢患者准备进行手术治疗，以及甲亢放射性碘治疗后。它的作用主要是减少甲状腺充血，抑制甲状腺激素释放，并抑制甲状腺激素的合成和外周血液中T_4向T_3的转换，但对甲亢而言只属于暂时性的控制，只能短期使用，超过2周，将会产生"脱逸现象"（详见第1篇第11问），甲亢会变得更加严重。

21. 药物治疗甲亢的不良反应有哪些？

（1）抗甲状腺药物：该类药物的不良反应主要包括免疫性副作用、过敏反应、毒性作用等。其中主要为免疫性副作用，以皮疹、发热、关节症状以及粒细胞缺乏为最常见。其他免疫副作用还包括有血小板减少、贫血、肾炎、动脉周围炎、剥脱性皮炎等。少数患者还可以出现中毒性肝炎、低凝血酶原血症或者多动脉炎。另外，这类药物可以因为使用过量，或者没有及时减量而引起甲减，此为暂时现象，停药以后，甲减会逐渐消失。极少数情况下，他巴唑还可能引起胎儿先天发育异常。故妊娠前3个月，丙硫氧嘧啶应为首选。

（2）β受体阻断剂：有支气管哮喘或者喘息性支气管炎的患者忌用β受体阻断剂。对于合并有心脏房室传导阻滞以及有明显心力衰竭症状的患者应慎重使用此类药物。

（3）碳酸锂：该药的副作用主要包括恶心、呕吐、腹痛、腹泻等不良反应。蓄积中毒时，可以导致神经系统的损害，患者可出现意识模糊、癫痫发作等表现，严重者甚至出现昏迷；部分患者尚可以出现肾小管病变。故在用药期间需要严密观察、及时减少药物用量，一旦出现异常，立即停药。

（4）糖皮质激素：该类药物不良反应主要见于长期大量使用的情况下，使用时应注意排除患有活动性结核、活动性肝炎、消化系统溃疡、严重骨质疏松、糖尿病和精神病等基础疾病的患者。使用过程应规范，监测血糖、血压和电解质等情况。

（5）碘制剂：碘制剂在给药后2～3周内症状逐渐减轻，但继而又因"脱逸现象"使甲亢症状加重。另外，碘制剂还会延长抗甲状腺药物控制甲亢症状所需的时间。

22. 甲亢核素治疗有哪些？

甲亢除了药物治疗以外，还可以进行放射性核素治疗，也就是我们所熟知的放射性碘治疗。这种治疗方法安全，方便，治愈率可以达到50%～90%，复发率低。目前，美国等西方国家主要采取的治疗方法就是核素治疗，我国也有越来越多的甲亢患者选择这种治疗方法。

核素治疗的机制是 ^{131} 碘释放β射线，其在组织内的射程在2毫米以内，能使甲状腺细胞及浸润淋巴细胞破坏，从而减少甲状腺激素的合成以及甲状腺自身抗体的产生，但电离辐射仅仅限于甲状腺局部而不影响周围邻近组织。

这种治疗方法历史悠久，具有安全、有效、简便、价廉等优点。而且，目前已经确认，放射性碘治疗不会增加癌症的发生风险，亦不会影响生育能力，接受这种治疗以后再妊娠的患者，其后代的健康不会受到影响。

这种治疗方法的适应证如下。

（1）对于服用抗甲状腺药物依从性差或者严重过敏的患者。

（2）甲亢经治疗反复发作的患者。

（3）甲亢手术后复发的患者。

（4）甲亢性心脏病患者。

（5）部分功能自主性甲状腺腺瘤患者。

（6）毒性结节性甲状腺肿患者。

当然，核素治疗也不是每位患者都可以选用，以下情况需要慎用或禁用。

（1）孕妇及哺乳期妇女。

（2）甲状腺危象患者。

（3）重度浸润性突眼患者。

（4）严重心、肾、肝衰竭或者有活动性肺结核的患者。

另外，轻度初发甲亢以及年龄在16岁以下的患者一般不提倡首选此法。

23. 服用 ^{131} 碘后可能出现的不良反应有哪些？

任何治疗都是一柄双刃剑，放射性 ^{131} 碘治疗亦不例外。

治疗早期的不良反应主要为放射性甲状腺炎。治疗最初的 $1 \sim 2$ 周内可能出现头痛、周身皮肤皮疹、短暂的甲亢症状加重、白细胞减少等，有极少数的患者会诱发出严重的甲状腺危象。

治疗远期患者可出现以下并发症。

（1）甲减：国外资料显示，其发生率以每年5%左右的速度递增，最终的发生率达到80%。国内报道的第1年发生率为4.6%～5.4%，10年后的累计发生率在30%左右。核素治疗引起的甲减分为暂时性甲减和永久性甲减两种。早期是因为放射性碘破坏甲状腺细胞所引起，后期则是因为甲状腺破坏和机体的自身免疫反应所引起。大多数的患者发生了永久性甲减，需要终生替代治疗。

（2）突眼加重：这种情况出现于少部分患者，尤其是原来就有活动性突眼的患者。但多数患者的突眼情况是得到改善的，部分患者突眼无明显变化。对于有可能在治疗后出现突眼加重情况的患者，在治疗前后可以适当应用糖皮质激素进行预防性的治疗，这点是非常重要的。

24. 服用^{131}碘后需间隔多长时间才能妊娠？

对于年轻且有生育要求的甲亢患者，进行了^{131}碘核素治疗后，多久才能妊娠呢？事实上，甲状腺功能会影响怀孕的整个过程，包括受孕及胎儿发育等多个环节。除了核素治疗常见的不良反应之外，它对于妊娠的主要影响主要包括两个方面。

（1）放射性碘对胎儿的影响：^{131}碘是具有电离辐射，在体内代谢需要一定的过程。只有^{131}碘代谢清除干净后妊娠，对胎儿才是安全的，才能保证胎儿在母体内的健康成长。这个过程需要大约6个月的时间。所以，在6个月后妊娠相对比较安全。若接受放射性碘治疗的是男性患者，治疗后4个月就可以考虑妊娠事宜。

（2）甲状腺功能对于胎儿的影响：无论甲亢还是甲减均可影响胎儿在母体内的生长发育。所以，在妊娠之前应尽可能要将甲状腺功能控制在理想范围，这样才能达到优生优育的目的。主要检测的指标是TSH，妊娠前应当将TSH控制在2.5mU/L以下。无论^{131}碘治疗后患者是持续甲亢，还是转为甲减，亦或是恢复正常，都应尽可能将甲状腺功能控制到目标水平后再进行妊娠。

25。甲亢是否可以进行外科治疗？

手术是甲亢治疗的三大措施之一。甲状腺次全或近全切除术，可以去除功能亢进的甲状腺组织和产生甲状腺特异性抗体的淋巴细胞，使得甲亢症状长期缓解，这种治疗方法的长期缓解率在80%以上。

甲亢手术治疗的适应证如下。

（1）口服药的依从性差、无效或者有严重不良反应的患者。

（2）甲亢复发2次以上的患者。

（3）肿大的甲状腺出现明显的压迫症状。

（4）胸骨后甲状腺肿伴甲亢的患者。

（5）结节性甲状腺肿伴甲亢的患者。

（6）部分功能自主性甲状腺腺瘤的患者。

（7）甲状腺癌伴甲亢或者Graves病怀疑有癌变的患者。

不是所有患者均适合手术治疗，其亦有禁忌证。对于妊娠早、晚期的患者，有严重全身疾病无法耐受手术的患者不适宜采用手术治疗。

手术治疗亦可出现并发症，主要为喉上与喉返神经损伤、原发性甲减以及甲状旁腺损害等。少数患者可出现突眼恶化或甲状腺危象。其他并发症包括创口出血、呼吸道梗阻等。甲状腺组织的代偿功能很强，即使手术切除部分甲状腺，余下的组织也可维持机体对于甲状腺激素的需求。但手术切除甲状腺的大小与外科医师的经验有关，术后最佳结果是甲状腺功能正常，但是也可能出现甲状腺功能减退，需要甲状腺激素补充治疗。

26. 怎样治疗"难治性"甲亢？

有的甲亢治疗起来非常复杂和困难，我们称之为"难治性"甲亢。这类患者往往表现为甲亢反复发作，治疗过程中甲状腺功能难以到达正常范围，受外界影响较大。稍有刺激，甲状腺功能即出现大幅度改变，容易诱发甲状腺危象。这类甲亢的治疗，需严格按照医生的指导来进行。

（1）一般治疗：注意休息，避免劳累，避免情绪波动，保证充足睡眠。低碘饮食，不食用含碘高的海产品和可乐等。

（2）按照医嘱按时服药：甲亢药物的调整需要专业的医生来指导如何服药，决定何时减量、何时增量、是一次服完还是分次服用等。这些都要严格按照医嘱执行，不能因为个人原因随意停服药物，以避免因为药物服用不规律而造成的不良后果。

（3）规律就诊、按时复诊：普通患者在发病初期应当2～4周即复诊，并复查相关指标，待病情平稳后可延长至1～3个月复诊。但对于"难治性"甲亢患者，或者妊娠合并甲亢的患者，复诊需要更加频繁，为了保证病情尽早被控制以及胎儿的正常生长发育，必要时2周即要复诊。

（4）调整治疗方案：治疗过程如果不理想，应及时调整治疗方案，选择放射性核素治疗或者手术治疗。

甲亢治疗是个复杂的过程，患者需要配合医生的指导，才能尽快控制甲亢，更早获得康复。

27。甲亢复发怎么办？

临床上有不少患者在甲亢治愈后出现复发，这种情况由多种因素引起。自身免疫是主要原因，但生活节奏过快、情绪波动较大和工作压力增大等也是重要的诱发因素。对于复发的甲亢，治疗方法有三种。

（1）药物治疗：抗甲状腺药物治疗比较方便，但是不建议多次复发的患者选用这种治疗方法。

（2）^{131}I核素治疗：难以控制的甲亢，可选用这种方法。具体的适应证和禁忌证可以参考前述内容。

（3）手术治疗：该治疗方法需严格掌握适应证和禁忌证。

为避免甲亢复发，调整生活方式非常必要，主要包括如下措施：

（1）调畅情志：精神刺激是本病发生的常见诱因，多因情绪不安、忧虑、精神紧张而加重。所以，甲亢患者要注意调畅情志、修身养性，常听优雅动听的音乐，可以种花、养鱼、养鸟等，逐渐消除精神症状。家人和朋友要同情安抚、理解关心，避免直接冲突。

（2）劳逸结合：患者发病期间，应适当卧床休息。休息环境要安静，空气要流通。病情轻者可正常活动和工作，以不感到疲劳为度，不宜过多操劳。病情稳定者，尽量参加一些有益的活动、工作，以增加生活乐趣，但不宜过劳，也不宜长期病休。

（3）注意饮食：烟酒可使患者情绪兴奋、激动，甚至烦躁、心跳加快，会加重病情，需戒烟限酒。饮食宜高热量、高维生素、高蛋白质，且以糖类淀粉为主食。蛋白质以肝、鱼、蛋、禽类及豆制品为主。多吃新鲜蔬菜、水果以及钙质多的奶类、鱼虾等食品，补充甲亢引起的缺钙。尽量不吃含碘食物，如海带、紫菜等。

28. 甲亢合并突眼患者生活中应注意哪些问题？

甲亢合并突眼分为非浸润性突眼和浸润性突眼。无论哪种，患者在平时都应当注意用眼卫生，保护眼睛，避免加重双眼负担。具体措施如下。

（1）外出时应佩戴深色眼镜以避免强光、紫外线对双眼的照射，避免灰尘和风沙的刺激。

（2）睡眠时抬高头部，以减轻眼部肿胀感和多泪、复视现象。

（3）局部冷敷。这种方法可以减轻双眼的充血、水肿。严重的结膜充血者可试用50%葡萄糖冷敷。

（4）双眼闭合不全的患者睡前可涂抗生素眼膏，戴眼罩，以保护结膜、角膜，防治进一步的感染。

（5）双眼干涩症状明显的患者，可以使用抗生素眼膏或者滋润性的滴眼剂润滑角膜和结膜，避免干燥。

（6）平时注意防止用眼过度，不宜长时间面对电脑及电视屏幕。看书及使用电脑时间不超过1小时即要进行双眼休息。

（7）尽量避免眼部其他疾病的出现，如结膜炎、沙眼、角膜炎等疾病。若此类疾病同时出现，只会加重双眼负担，病情更加难以控制。

（8）避免吸烟。研究已经明确证实，主动和被动吸烟都可以加重突眼，即使进行治疗，吸烟也会显著降低治疗效果，故甲亢突眼患者必须禁烟。

非浸润性突眼病情较轻，发展速度缓慢；而浸润性突眼病情较重，有的表现为单侧突眼，少数极重的患者可在短期内发展至失明，严重危害患者的生活质量。若患者已采取上述控制措施，双眼症状仍持续存在，突眼程度逐渐增加，应当及时到医院就诊，以免耽误病情。

29. 甲亢合并突眼的治疗方法有哪些？

除了前述生活方面的注意事项外，在治疗甲亢合并突眼之前，应当尽可能将甲状腺功能调整到正常水平。目前，针对甲亢合并突眼的治疗方法主要有给予糖皮质激素、免疫抑制剂、生长抑素等药物治疗，放射性治疗与手术治疗。

（1）轻度甲亢合并突眼的处理：大多数轻度甲亢合并突眼只需要定期观察随访，控制危险因素，纠正甲状腺功能，局部处理。若对生活质量影响较大，活动性甲亢合并突眼予以免疫抑制治疗，非活动性甲亢合并突眼采用康复手术。活动性氧增加参与甲亢合并突眼的发病机制，硒作为原料可在体内合成几种硒蛋白，对维持细胞的氧化还原状态具有重要作用。早期轻度甲亢合并突眼给予6个月疗程的硒剂治疗，具有改善眼部症状、提高生活质量，并防止甲亢合并突眼恶化的效果。

（2）中重度活动性甲亢合并突眼的处理

1）一线治疗：已有研究证实，静脉注射大剂量糖皮质激素治疗甲亢合并突眼疗效明显优于安慰剂，与口服激素相比，疗效和耐受有明显优势。一线治疗为大剂量静脉滴注糖皮质激素，该疗法应在能安全管理严重不良反应事件中心进行；静脉滴注糖皮质激素累积剂量不应超过8.0克，伴有未控制的病毒性肝炎、严重肝功能不全、严重心血管疾病或精神疾病的甲亢合并突眼患者禁用；伴有糖尿病和高血压的甲亢合并突眼患者应在开始治疗前血糖和血压得到很好的控制；中重度活动性甲亢合并突眼患者使用甲泼尼龙序贯治疗方式，0.5克/周×6周，随后0.25克/周×6周（4.5克累积剂量）；对于非常严重的患者，可使用更高剂量方案，0.75克/周×6周，随后0.5克/周×6周（7.5克累积剂量）。

2）二线治疗：当激素治疗出现疗效不佳，或拒绝接受激素治疗的情况时，有证据可选择以下治疗方式：①若患者耐受激素治疗，给予第2疗程的激素治疗。②球后放疗，疗效可能优于或与激素治疗相当。③有研究证实，口服激素联合环孢霉素疗效优于单药治疗。④小样本研究显示，立妥西单抗治疗甲亢合并突眼具有一定疗效。

（3）中重度非活动性甲亢合并突眼的处理：患者在眼部症状和生活质量明显改善，非活动状态至少6个月后，可行择期眼部手术。如果需要行多个手术治疗，应先行眼眶减压术，再做斜视纠正手术和眼睑手术。

（4）威胁视力的甲亢合并突眼处理：威胁视力的甲亢合并

突眼包括甲状腺相关眼病视神经病变、严重的角膜暴露或角膜破裂。严重的角膜暴露应尽快行手术治疗，以免发展为角膜破裂；角膜破裂应立即行急诊手术；甲状腺相关眼病视神经病变立即给予超大剂量静脉激素（甲强龙500～1000毫克，连续3天或第1周隔日），如果2周治疗改善不明显，行急诊减压术。新发脉络膜褶皱和眼球半脱位应尽快行眼眶减压术。如果甲状腺相关眼病视神经病变已解决或2周后明显好转，启动前述的中重度活动性甲亢合并突眼的一线治疗。

30. 甲亢患者在日常生活中需要注意哪些问题？

在日常生活中，甲亢患者除了根据医嘱正确服用抗甲状腺药物治疗以外，还需要注意以下几点。

（1）甲亢患者的饮食必须注意高热量、高蛋白、高维生素及补充钙、磷、钾、锌、镁等微量元素，以纠正因代谢亢进而引起的消耗，改善全身症状。由于代谢旺盛，故要保持充足的热量，每日能量供给3000～3500千卡；每日每千克体重补充1.5克的蛋白质；多进食蔬菜水果，以确保维生素的补充；多食牛奶、鸡蛋等含钙、磷多的食物。

（2）增加进餐次数以及时补充体内消耗的能量，在每日三餐主食外，可在两餐间增加点心，以改善机体的代谢紊乱。

（3）膳食调配合理。根据患者平时的饮食习惯，可选用各种含淀粉食物，如米饭、面条、馒头、粉皮、马铃薯、南瓜等；各种动物食物，如牛肉、猪肉、各种鱼类等；各种新鲜水果及富含钙、磷的食物，如牛奶、果仁、鲜鱼等。低钾时，可多选橘子、苹果等。忌用含碘食物，忌食海产品、加碘食盐等。食用富碘食物不仅会加重甲亢，而且也会影响抗甲状腺药物的治疗。同时，甲亢患者还要慎用碘酒、含碘润喉片、含碘造影剂等药物。

（4）注意休息，调整情绪，保持平和的心态，避免生气，少激动。防止过度劳累。加强体育锻炼增强体质，树立信心坚持正规治疗。

（5）甲亢患者在治疗期间还应定期到医院复查甲状腺功能等相关指标，以便医生根据临床症状及化验结果及时调整用药剂量，了解药物副作用的产生情况。

31. 甲亢合并肝脏疾病时如何治疗？

甲状腺与肝脏有着极其紧密的关系。肝脏对甲状腺素结合球蛋白的合成，甲状腺激素的代谢、转化、排泄以及作为甲状腺激素的作用器官都具有十分重要的作用。

甲亢可合并各类肝脏损害，如各类肝炎、肝硬化甚至肝癌等，严重程度根据病情各有不同。病情较轻者并无肝功能异常，病情较重甚至可以出现转氨酶升高，胆红素升高，白蛋白及前白蛋白下降等肝细胞合成能力下降的表现。甲亢患者如出现转氨酶、胆红素及白蛋白水平异常，或者肝脏超声显示肝硬化、脾大等表现时，应注意首先区分肝损害是甲亢本身或抗甲状腺药物引起，还是合并已存在的肝病。一旦确认甲亢合并肝脏疾病，应当积极治疗，主要治疗措施如下。

（1）减少一切损害肝脏的因素，加强肝功能保护治疗。尽量避免使用影响肝功能的药物，如已使用他巴唑、丙硫氧嘧啶等药物，在出现明显转氨酶升高等肝损害表现时，可暂停使用此类药物。对合并心衰、感染、甲亢危象者应积极给予控制，以阻止肝脏进一步损害。

（2）对原有肝脏疾病进行治疗。如果确认是肝炎，尤其是乙型肝炎，应积极抗病毒治疗。并复查乙肝病毒水平，保护肝功能，一般等抗病毒治疗结束、肝功能稳定后可启动甲亢治疗。

（3）稳定甲状腺功能。抗甲状腺药物仍是此时的第一选择，在保护肝功能的基础上，可以适当使用抗甲状腺药物（首选甲巯咪唑）。如患者对抗甲状腺药物不耐受，出现肝功能异常，如转氨酶升高，血清白蛋白水平下降，此时可以考虑碳酸锂等二线药物，并可在肝炎病毒转阴后加用糖皮质激素。考虑甲亢对肝病治疗的不利，可在甲状腺功能和肝功能都稳定后，尽快使用放射性核素或手术治疗治疗甲亢。

32. 什么是甲亢伴周期性麻痹？

甲状腺功能亢进并发周期性麻痹，是甲亢性肌病的一种类型，多见于东方国家，国内报道占甲亢病例3%左右。周期性麻痹的发生机制不明，可能因为过多的甲状腺激素促进钠钾泵的活性，引起钾从细胞外细胞内转移，导致低钾血症。甲亢合并周期性麻痹主要表现为低血钾。低钾性周期性麻痹的主要特点是发作性、对称性、渐进性肢体肌肉软瘫，下肢重于上肢。可从下肢逐渐累及上肢，严重时累及呼吸肌、心肌。但患者神志清楚，感觉正常。肌力恢复顺序与发作时相反。值得注意的是，劳累、剧烈运动、进食大量碳水化合物可诱发。患者具有上述特点，再结合甲状腺功能测定可确诊。

33. 甲亢伴周期性麻痹有哪些注意事项？

在临床诊治甲状腺功能亢进伴周期性麻痹时，应注意使患者劳逸结合、合理饮食以预防周期性麻痹的发作。

（1）防寒保暖：寒冷季节应注意保暖，避免受凉，而在高温环境注意补液，避免大汗导致体内丢钾而诱发低钾。

（2）合理饮食：由于摄入过多碳水化合物引起胰岛素过量释放致钾离子从细胞外液转移至细胞内液。因此，在甲亢未控制期和周期性麻痹发作活跃期应避免过度劳累，并适当控制过量碳水化合物的摄入，以低糖、高蛋白饮食为主，用于补充高代谢所消耗的能量，消除周期性麻痹诱发因素。

（3）预防性补钾：有前兆症状的周期性麻痹患者预防性使用钾盐，防止周期性麻痹的发作。对周期性麻痹患者，嘱其随身备有钾制剂，以备病情突发时应用。对有周期性麻痹前兆症状的甲亢患者，一般情况下需口服钾盐：10%氯化钾液10～20毫升，每日3次口服，对于病情轻微的周期性麻痹患者经口服氯化钾缓释片后，可有效维持正常血钾浓度，片剂胃肠道刺激小，用药次数少，能控制病情的发作。

34. 甲亢控制以后，脖子还很粗，有什么办法治疗吗？

对普通患者而言，甲亢控制后，脖子仍然很粗，有压迫症状或者患者因影响美观而有强烈要求者，可以行手术治疗。患者也可以使用中药，或行局部免疫调节治疗，局部注射糖皮质激素、环磷酰胺、生长抑素等，部分患者可以达到缩小甲状腺肿的效果。

35. 甲亢需要用糖皮质激素治疗吗？

甲亢是一种自身免疫性疾病，因此，调节免疫的药物有助于控制病情。糖皮质激素作为一种免疫抑制剂，常用于自身免疫性疾病的治疗，如红斑狼疮、干燥综合征等。它用于甲亢也早有先例，主要用于以下几种情况：①甲状腺危象。②甲亢突眼。③甲亢伴药物过敏所致肝功能损伤。④甲亢胫前黏液水肿。⑤甲亢伴有白细胞下降。⑥甲状腺肿的局部免疫调节治疗。

36. 什么情况下易诱发甲状腺危象？

甲状腺危象是甲状腺功能亢进症少见但严重的并发症，可危及生命。主要发生在甲亢病情较重或治疗不及时和不充分情况下，可以是单一的，也可由几种原因合并引起。常见的诱因如下。

（1）感染：主要是上呼吸道感染、咽炎、支气管肺炎，其次是胃肠和泌尿道感染，脓毒病。其他如皮肤感染等，均少见。

（2）应激：精神极度紧张、过度劳累、高温、饥饿、药物反应（如变态反应、洋地黄中毒等）、心绞痛、心力衰竭、糖尿病酸中毒、低血糖、高钙血症、肺栓塞、脑血管意外、分娩及妊娠期高血压疾病等，均可导致甲状腺突然释放大量甲状腺素进入血液中，引起甲状腺危象。

（3）不适当停用碘剂药物：突然停用碘剂，原有的甲亢表现可迅速加重，而不规则地使用或停用硫脲类抗甲状腺药也会引起甲状腺危象，但不多见。

（4）放射性碘治疗甲亢引起的放射性甲状腺炎、甲状腺活体组织检查，以及过多或过重或反复触摸甲状腺，使甲状腺引起损伤，均可使大量的甲状腺激素在短时间内释入血液中，引起病情突然增重。

（5）甲亢未被控制而行手术或是用碘剂做术前准备时，用药时间较长，作用逸脱，甲状腺又能合成及释放甲状腺素。另外，术中可能大量甲状腺激素释入血中引发危象。

37. 甲状腺危象怎么样治疗？

因为甲状腺危象可能危及生命，因此，在甲状腺危象先兆一旦确定后，应分秒必争地采取综合治疗措施。

（1）对症支持治疗：可以给患者适当吸氧，并监测心、肾、脑功能，迅速纠正水、电解质和酸碱平衡紊乱，并补充足够的葡萄糖、热量和多种维生素等，防止过度消耗。高热者给予冰块冷敷、擦拭身体等物理降温方法，必要时可用中枢性解热药，如对乙酰氨基酚（扑热息痛）等，但应注意避免应用乙酰水杨酸类解热剂（因其可竞争性地与甲状腺激素结合球蛋白结合，从而升高游离甲状腺激素）。烦躁焦虑不安者可给安定镇静治疗。同时，应积极治疗各种诱发因素，如感染等。

（2）抑制甲状腺激素的合成：此项措施应在考虑甲亢危象时立即并最先使用。首选丙硫氧嘧啶，国内一般首次剂量600毫克口服或经胃管注入。如无丙硫氧嘧啶时，可用等量甲硫氧嘧啶或甲巯咪唑60毫克。此后可给予丙硫氧嘧啶200毫克或甲巯咪唑20毫克，每日3次，口服或经胃管或灌肠注入，待症状减轻后改用一般治疗剂量。国外也有直接应用丙硫氧嘧啶200～250毫克，每6小时1次；或300～400毫克，每4小时1次。但由于甲状腺激素的半衰期较长，阻止甲状腺激素合成的作用往往在3～4天后才能显示出来。

（3）抑制甲状腺激素的释放：在服用丙硫氧嘧啶1～2小时可加用碘剂，严重患者可与丙硫氧嘧啶同时使用，一般选择无机碘如复方碘溶液（卢戈液）、碘化盐等。卢戈液首剂30～60滴，以后5滴，每8小时1次。或用碘化钠1.0克加入5%葡萄糖盐水中静滴24小时，以后视病情逐渐减量，一般使用3～7天后停药，注意复方碘溶液对口腔黏膜的刺激作用，需滴在饼干或面包上服用。如患者对碘剂过敏，可改用碳酸锂0.5～1.5克/天，分3次口服，连服数天。

（4）拮抗甲状腺激素的外周作用：因T_3的活性更强于T_4，因此，丙硫氧嘧啶、碘剂、β受体阻断剂（如普萘洛尔、美托洛尔等）和糖皮质激素均可抑制组织中T_4转换为T_3，进而降低了人体的高代谢状态。碘剂和糖皮质激素都应在使用丙硫氧嘧啶后使用。氢化可的松100毫克加入5%～10%葡萄糖盐水中静滴，每6～8小时1次，有效者病情在24～48小时内改善，1周内恢复，然后逐渐减量至停药。治疗过程中，注意防治应用大量糖皮质激素的副作用，如胃溃疡、高血压、高血糖和骨质疏松等。β受体阻断剂一般选择普萘洛尔20～50毫克，每6～8小时口服1次。但应注意β受体阻断剂的负性肌力作用。

（5）降低血浆甲状腺激素的浓度：上述常规治疗效果不满意

时，可选用血液透析、腹膜透析或血浆置换等措施以迅速降低血浆中的甲状腺激素。

38. 甲状腺危象如何预防？

由于甲状腺具有存储已经合成激素的功能，而抗甲状腺药物则主要是阻断甲状腺激素的合成。因此，甲状腺危象治疗用药后虽然激素的合成可以被抑制，但存储在甲状腺内的甲状腺激素依然会不断释放入血。另外，甲状腺危象患者常伴有多脏器疾患和严重感染等诱发因素，尽管内科积极治疗，但死亡率仍较高。因此，甲状腺危象的预防尤为重要。

预防主要从以下几点抓起。

（1）遵医生的医嘱，坚持服药。

（2）定期就诊，检查甲状腺功能。

（3）在感到发热、心慌、手抖、出汗等不适时，应尽快就诊，必要时复查甲状腺功能。

（4）避免一切诱发甲状腺危象的因素，如感染、劳累、精神创伤以及未经准备或准备不充分即行手术等。

39. 甲亢患者能怀孕吗？

多数患者在控制病情后可以怀孕，正常生育。女性甲亢患者常有月经稀少，周期延长，甚至闭经等表现。在病情未予控制的情况下怀孕，对患者本身可能造成流产、妊娠期高血压、充血性心力衰竭和甲状腺危象等不良事件；对胎儿和婴儿而言，可能造成胎儿生长受限、低体重出生儿、早产和死产等。

所以，甲亢患者不要急于怀孕，首先应积极治疗甲亢，等甲状腺功能恢复正常后再考虑怀孕。所谓稳定的正常甲状腺状态，指的是2次（至少间隔1个月）的甲状腺功能检测数值都在正常范围内，且2次检测之间的治疗方案没有变化。

如果采用手术治疗甲亢，术后3个月病情无复发且甲状腺功能调节到正常范围后，可以考虑怀孕。如果采用放射性[131]碘治疗，在治疗半年后甲状腺功能调节到正常范围可考虑怀孕。采用抗甲状腺药物治疗的患者，一般认为，需要甲状腺功能控制在正常范围2个月以上（检查2次）且所服用的药物剂量稳定的情况下，才可考虑怀孕。当然，如果意外怀孕了也不要着急，也可以在内分泌科医师的指导及监护下，控制甲状腺功能在正常范围内，带药怀孕。

40. 甲亢患者怀孕前可以停药吗？

有两种情况可以尝试停药。第一种是如果患者在怀孕前已达到稳定的、正常的甲状腺状态，可以尝试停药；第二种是若患者服用的药物能够以极低的剂量（甲巯咪唑≤5mg/d或丙硫氧嘧啶≤100mg/d）维持甲状腺功能正常，也可以考虑停药。当然，停药指征的还要依据患者的既往病情、甲状腺肿大程度、用药时程、最近的甲状腺功能情况和TRAb的水平等综合判断。

此外，如果尝试停药，应尽量在胎儿重要器官形成前，即妊娠第6～10周之前停药。停药后依据游离T_4和TSH等甲状腺激素检测水平进行评估，决定是继续停药还是恢复治疗。

41. 怀孕后发现甲亢需要流产吗？

在甲亢未知晓的情况下怀孕，即怀孕后查出甲亢，必然会加重孕妇的心理负担，担心甲亢对胎儿可能造成不利影响。

怀孕后若发现甲亢，首先需排除妊娠一过性甲状腺毒症。由于在妊娠第8～10周，与TSH具有一定同源性的HCG大量分泌，达到高峰，其作用于TSH受体，会致甲状腺激素升高。患者此时可有孕吐加重、脱水和心率增快等表现。若此时孕妇的甲状腺激素检测显示游离T_4高于妊娠期的参考范围上限，血清TSH降低或者检测不到，低于妊娠期的参考范围下限（或0.1mU/L），TRAb等相关抗体阴性，在进一步排除Graves病之后，可诊断为妊娠一过性甲状腺毒症。这种情况患者只需要遵循医师建议，对呕吐、脱水等症状进行相关处理即可。患者每1～2周复查甲状腺功能相关指标，进行密切随访观察。

若妊娠一过性甲状腺毒症与Graves病之间难以鉴别，而患者症状严重时，可考虑适当应用β受体阻断剂，但不主张使用抗甲状腺药物进行治疗。

若排除妊娠一过性甲状腺毒症，发现怀孕后是Graves病所致的甲亢，应咨询内分泌科医师和妇产科医师，根据患者甲亢严重程度、怀孕时间及用药风险等权衡甲亢对胎儿的影响后，决定是继续妊娠还是人工流产。

必须强调指出的是，甲亢不是妊娠的禁忌证。

42。怀孕期间如何治疗甲亢？

对于怀孕期间患有 Graves 病甲亢的患者，主要的治疗手段是手术治疗和药物治疗。

手术作为根治性治疗，一般适用于对抗甲状腺药物过敏或有禁忌证，或药物治疗的依从性很差，或是药物治疗效果极差的患者。手术的优点是患者不必担心日后甲亢的复发，TRAb 的转阴成功率也将大大增加。缺点是手术可能带来的一些并发症，以及妊娠期间及分泌后可能终生需甲状腺激素的替代治疗。由于妊娠早期或晚期手术易出现流产或早产，所以一般选择妊娠中期（妊娠 4 ～ 6 个月）时进行择期手术。

药物治疗最常用甲巯咪唑和丙硫氧嘧啶这两种药物。这两种抗甲状腺药物对孕妇及胎儿都有一定的危害。甲巯咪唑有一定的致畸风险，可导致胎儿发育畸形等；而丙硫氧嘧啶对胎儿的副作用相对较轻，但也可能导致孕妇急性肝损伤。因此，考虑到药物的这些不良反应，一般建议，对胎儿发育较为关键的怀孕早期采用丙硫氧嘧啶控制甲亢。如果既往服用的是甲巯咪唑，也建议立即更换为丙硫氧嘧啶。在怀孕中期后，既往医师一般建议换为甲巯咪唑继续治疗，并注意药物之间剂量的转换，同时密切监测血常规和肝功能。但是目前，尚无证据支持在妊娠早期之后应该继续应用丙硫氧嘧啶还是转换为甲巯咪唑。因为这两种药物均可能带来不良反应，且转换药物可能会影响甲状腺功能。所以，目前国内外最新的指南并未作出明确药物转换的推荐。

怀孕期间 [131] 碘治疗为禁忌证。

43. 甲亢孕妇会产下甲亢或甲减的新生儿吗？

甲亢的孕妇，不排除可能产下甲状腺发育异常或功能异常的新生儿。其可能原因主要是孕期甲状腺功能控制欠佳、药物过量或过敏、孕妇甲状腺自身抗体较高、碘营养异常等。因此，甲亢孕妇应在内分泌科医师的指导下，及时监测、随访，用最小有效剂量抗甲状腺药物，控制甲状腺功能在合理的范围内，即在甲状腺功能范围上限甚至轻微甲亢，使胎儿保持为"正常甲状腺功能"状态。一般情况下，她们可以和正常孕妇一样，生下一个健康活泼的宝宝。

44. 甲亢孕妇分娩后能哺乳吗？

传统观念认为，服用抗甲状腺药物的产妇不能为婴儿哺乳，但目前研究已经证实，抗甲状腺药物如丙硫氧嘧啶在乳汁中含量极少，哺乳期间适量服用抗甲状腺药物是安全的。

哺乳时药物选择很重要。丙硫氧嘧啶与甲巯咪唑均能进入乳汁中，在生理状态下，丙硫氧嘧啶有较高的蛋白结合力，与甲巯咪唑相比较少进入乳汁，故在乳汁中浓度低于后者。有研究表明，甲巯咪唑进入乳汁量是口服剂量的0.1%～0.17%，而丙硫氧嘧啶是口服剂量的0.025%，故应首选丙硫氧嘧啶。药代动力学结果显示，丙硫氧嘧啶呈弱酸性，血清pH为7.4，而母乳pH为6.8，这样将抑制丙硫氧嘧啶从血清进入乳汁。

美国儿科学会认为，丙硫氧嘧啶及甲巯咪唑均适用于哺乳期服用。最佳服药方式为哺乳后立即服药，3～4小时后再哺乳，并监测婴儿的甲状腺功能。2019年，国内妊娠和产后甲状腺疾病诊治的指南建议，服用低至中等剂量的丙硫氧嘧啶和甲巯咪唑对母乳喂养儿是安全的。目前，建议最大剂量为丙硫氧嘧啶300mg/d或甲巯咪唑20mg/d。

45. 甲亢孕妇产下的新生儿最好在什么时候进行甲状腺功能评估？

新生儿甲亢的症状和体征通常在生后10天左右出现，由于母体抗甲状腺药物或抑制性抗体同时存在，症状、体征可能在生后即出现或推迟至数天后。具有甲亢高危因素的新生儿，如存在功能性甲状腺毒症的证据、妊娠期母亲接受过抗甲状腺药物、母体TRAb效价较高、具有继发于TSH受体突变所致的新生儿甲亢家族史等，在出生后均应密切监测新生儿甲状腺功能。出现明显甲状腺毒症，血清游离T_3、游离T_4、总T_3和总T_4水平增高，TSH降低即可诊断新生儿甲亢。

筛查新生儿甲状腺疾病的时间是出生48小时到1周检测足跟血，或者出生时采取脐带血，对于高危新生儿，最好于出生后3～7天抽取静脉血检查甲状腺激素和TSH。

46. 甲亢孕妇会把甲亢传给孩子吗？

既往有Graves病病史或存在活动性Graves病的孕妇，胎儿及新生儿甲亢的发病率分别为15%和51%，如果未及时诊断和予以治疗会增加胎儿/新生儿甲亢的发病率及死亡率。这是因为怀孕期间，母体甲状腺刺激抗体通过胎盘到达胎儿，刺激胎儿甲状腺引起甲亢。这主要发生于存在高效价TRAb的Graves病妇女身上。TRAb能自由穿过胎盘，在妊娠16～20周，胎儿的甲状腺已具备功能。此时，被TRAb刺激到的胎儿甲状腺可能会发生甲亢和甲状腺肿大。妊娠22～26周，高效价TRAb是胎儿或新生儿发生甲亢的危险因素。

为保证母婴安全，应在妊娠期监测TRAb。适应证如下。

（1）母亲有活动性甲亢。

（2）放射性碘治疗史。

（3）曾有新生儿甲亢的病史。

（4）曾在妊娠期间行甲状腺切除术治疗Graves病。

如果妊娠早期血清TRAb阴性，妊娠期间不需要再次检测；如果妊娠早期血清TRAb升高，建议在妊娠18～22周再次检测；如果妊娠18～22周时血清TRAb升高或开始应用药物治疗，在妊娠晚期需再次检测血清TRAb，以评估胎儿以及新生儿监测的必要性。

需要说明的是，严密的监测只是为了尽最大努力防止胎儿和新生儿患甲亢，但无法百分之百阻止此类事件的发生。

47. 怀孕以后甲亢病情会加重吗？

甲亢孕妇妊娠期自然病程是早期加重，晚期缓解，产后易复发。早期加重与TRAb、HCG上升有关。后者由胎盘分泌，有一定的TSH活性而使总T_3、总T_4升高。此外，HCG与TSH的结构上有相同的α亚基、相似的β亚单位，故对甲状腺细胞的TSH受体具有刺激作用，进而使甲亢症状加重。此时应适当增加抗甲状腺药物的剂量。

妊娠晚期由于免疫耐受，TRAb的下降，甲状腺球蛋白上升，母体甲状腺利用的碘减少等因素，甲亢症状得以缓解。此时，抗甲状腺药物要及时减量或停用。仅有10%的Graves病患者在妊娠全过程都不缓解，原因不明。

六
甲状腺功能减退症篇

1. 甲减如何分类

尽管甲减的病因很多，但根据病变发生的部位可以分为以下几类。

（1）原发性甲减：由于甲状腺腺体本身病变引起的甲减称为原发性甲减。此类甲减占全部甲减的95%以上。原发性甲减的原因中自身免疫、甲状腺手术和甲亢^{131}碘治疗三大原因占90%以上。

（2）中枢性甲减：由于下丘脑和垂体病变引起的促甲状腺激素释放激素（TRH）或者促甲状腺激素（TSH）产生和分泌减少所致的甲减。垂体区域射线照射、垂体大腺瘤、颅咽管瘤及产后大出血是较常见的原因。

（3）周围性甲减：又称甲状腺激素抵抗综合征（RTH），这是由于甲状腺激素在外周组织实现生物效应障碍引起的综合征。临床上十分罕见。

（4）消耗性甲减：因Ⅲ型脱碘酶（D_3）代偿性活性增加而致甲状腺激素（T_4）灭活过多所致。

甲减还可以根据起病年龄可以分为以下几类（图39）。

（1）呆小病：又称克汀病，是指甲状腺功能减退始于胎儿或新生儿期。由于发病原因不同，呆小病主要分为地方性呆小病（缺碘引起）和散发性呆小病两大类。

（2）幼年型甲减：起病于发育前儿童。幼年型甲减的幼年患者表现似克汀病，较大儿童的表现则类似成人型甲减，且生长发育受影响，青春期发育延迟，智力低下与学习成绩差。

（3）成年型甲减：起病于成年人，表现以代谢和各系统功能

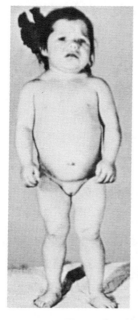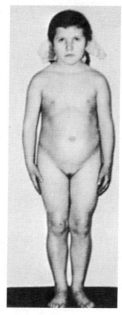

图39　先天性甲减的儿童

减低为特点的临床综合征。

　　根据疾病严重程度，甲减又被分为临床甲减和亚临床甲减，亚临床甲减的特点是血中TSH水平升高而甲状腺激素水平正常。

2。甲减的病因有哪些？

　　其实，甲减的分类已经提示了甲减的常见病因（表13）。

　　首先是甲状腺本身的原因，也就是原发性甲减。常见的原因如下。

　　（1）甲状腺自身遭受破坏：如慢性淋巴细胞性甲状腺炎（桥本甲状腺炎）、甲亢[131]碘治疗后、甲状腺大部或全部切除术后、甲状腺癌或转移癌以及颈部疾病放射治疗后均可使甲状腺组织被

表 13　甲减病因

原发性甲减

　甲状腺组织受损

　　慢性自身免疫性甲状腺炎

　　可逆性自身免疫性甲状腺炎（产后甲状腺炎、细胞因子诱导的甲状腺炎等）

　　甲状腺全切或次全切术后

　　甲亢 ^{131} 碘治疗后或颈部放疗后

　　甲状腺浸润性病变、甲状腺感染性疾病、亚急性甲状腺炎

　　先天性甲状腺缺如、异位甲状腺

　　甲状腺激素合成和释放障碍

　　甲状腺激素合成功能先天缺如

　　甲状腺激素合成相关基因异常（如 *NIS* 基因突变、*pendrin* 基因突变、*TPO* 基因突变、*Tg* 基因突变、碘化酶基因突变、脱碘酶基因突变等）

　　缺碘性地方性甲状腺肿、碘过量

　　药物（如碳酸锂、硫脲类、磺胺类、对氨基水杨酸钠、过氯酸钾、保泰松、酪氨酸激酶抑制剂等）

　　致甲状腺肿物质（如长期大量食用卷心菜、芜菁、甘蓝、木薯等）

　　TSH 不敏感综合征

继发性甲减或中枢性甲减

　垂体和/或下丘脑组织受损

　　肿瘤（如垂体腺瘤、颅咽管瘤、脑膜瘤、无性细胞瘤、神经胶质瘤等）

　　外伤（手术、放射线、头颅外伤）

　　血管性（缺血性坏死、出血、垂体柄中断）

　　感染（脓肿、结核、梅毒、弓形体病）

　　浸润性疾病（肉芽肿性疾病、组织细胞增多症、血色素沉着病）

　　慢性淋巴细胞性垂体炎

　　先天性（垂体发育不良、视神经中隔发育不良）

　　TSH 合成和释放障碍

　　基因突变（如 TRH 受体、TSHβ 或者垂体转录因子 POUIFI、PROPI 等）

　　药物（贝沙罗汀、多巴胺、肾上腺皮质激素）

消耗性甲减

　　血管瘤

　　血管内皮瘤

　　体外循环手术后

甲状腺激素抵抗综合征

　　基因突变（*MCT8*、*SECISBP2*、*TRβ* 基因）

注：NIS：钠碘同向转运体；TPO：甲状腺过氧化物酶；Tg：甲状腺球蛋白；TSH：促甲状腺激素；TRH：促甲状腺激素释放激素。

破坏，甲状腺激素合成和释放减少。

（2）甲状腺激素合成障碍：缺碘、碘过多、某些药物（如碳酸锂、硫脲类、磺胺类等），以及某些食物（如甘蓝、木薯、某些卷心菜等）均可使甲状腺激素合成受到抑制。

（3）甲状腺先天发育异常：可能与母亲妊娠期间缺碘或服用抗甲状腺药物及其他致甲状腺肿物质有关，或者与母体存在甲状腺自身抗体和甲状腺组织细胞毒因子有关，导致了甲状腺发育出现异常。如先天性甲状腺缺如，从而导致机体不能合成甲状腺激素。

其次，垂体和下丘脑的疾病也会导致甲状腺功能减退。垂体和下丘脑是甲状腺的"领导"，它们出了问题，也会造成甲状腺功能减退，包括继发性甲减和三发性甲减。继发性甲减是由于垂体疾病引起，垂体的肿瘤、手术、放疗及产后垂体缺血性坏死等可导致TSH分泌不足，进而引起甲状腺激素合成和释放减少。不过，单独TSH缺乏症并不多见，往往合并其他垂体激素分泌减少。三发性甲减则是由于下丘脑肿瘤、慢性炎症、肉芽肿及放疗等因素引起促甲状腺激素释放激素（TRH）分泌不足，致使TSH及甲状腺激素相继分泌减少。

另外，还有一种情况是甲状腺激素抵抗综合征（RTH）。这种疾病大多属于全身性抵抗，垂体抵抗导致TSH不适当分泌，而外周抵抗则需要机体产生更多的甲状腺激素以保持生理需求。经过代偿以后，表现为高甲状腺激素血症，而TSH正常或升高，患者一般无明显甲亢或甲减的临床表现。当垂体对甲状腺激素敏感，而外周组织对甲状腺激素抵抗时，才会表现为代偿不足，临床出现甲减综合征。

3. 甲减的主要表现有哪些？

甲状腺激素影响了人体绝大部分系统和器官，因此，甲状腺功能减退几乎可以引起任何部位的功能或结构异常。

甲状腺功能减退起病缓慢，一般多表现为代谢减慢综合征：如怕冷、无汗，体温低于正常。可出现水肿面容，表情淡漠呆板，反应迟钝，口唇增厚，舌体肥大，患者说话慢而不流利，言语少，语音粗哑，声调低（图40）。毛发稀疏易脱落，指甲厚而脆。皮肤因贫血、维生素A合成障碍致血中胡萝卜素含量增高而呈苍黄色、粗糙、无光泽、脱屑。皮下脂肪因水分的积聚而增厚，使体重增加。

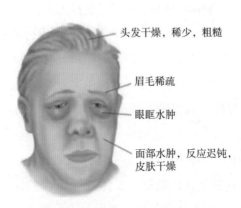

头发干燥，稀少，粗糙

眉毛稀疏

眼眶水肿

面部水肿，反应迟钝，皮肤干燥

图40　甲减的头面部表现

严重甲减者会发生黏液性水肿，典型者表现为神情淡漠、面色苍白，眼睑水肿，唇厚舌大，皮肤蜡黄、干燥脱屑，毛发稀疏脱落，特征性的非凹陷性水肿（黏液性水肿）等。病情进一步发展，可出现多个系统和器官功能减退的表现。

神经系统表现为理解力及记忆力均下降，智力减退；嗜睡，反应迟钝，可呈神经质或出现幻觉、妄想；严重者出现精神分裂。

心血管系统表现为心动过缓，心输出量减少，心音低钝，心脏扩大，常伴有心包积液。

消化系统常出现厌食、腹胀、便秘，严重者可出现黏液水肿性巨结肠症及麻痹性肠梗阻。

内分泌系统表现为女性月经过多，或闭经，不孕症；男性勃起功能障碍，性欲减退。少数患者出现泌乳，继发性垂体增大。

病情严重时可出现甲减（黏液性水肿）危象，可表现为低体温，呼吸减慢，心动过缓，血压下降，四肢肌力减退，反射减弱或消失，甚至昏迷、休克，心肾衰竭。

不同年龄的人出现甲减，其症状可有差异。幼年型甲减主要表现为身材矮小，智力低下，性发育延迟。呆小病主要表现为表情呆滞，发育迟缓，颜面苍白，眼周水肿，两眼眼距增宽，鼻背扁塌，唇厚流涎，舌大外伸，四肢粗短、鸭步。而老年性甲减，起病隐匿，神情淡漠、抑郁、怕冷是最常见的症状。

4。怎样判断患有甲减？

诊断甲减，需要分三步走。

第一步要看是否存在甲状腺功能减退。这个主要依赖症状、体征和甲状腺功能检查。如前所述，典型的甲减患者，会出现畏寒、乏力、少汗、体重增加、嗜睡等。不过，甲减的发病隐匿，病程较长，很多患者可能没有这些典型症状，故要根据甲状腺检查来判断。一般情况下，TSH升高，总T_4、游离T_4低于正常时，甲状腺功能减退的诊断可以确立。

另外，患者无临床症状或临床表现不明显时，血液检查仅见TSH升高，而T_3、T_4均可在正常范围，此即亚临床甲减。这是由于甲状腺分泌T_3、T_4减少，使TSH分泌增多而代偿反馈的结果。这往往是临床甲减的前期表现。

确诊了甲减，第二步应明确发生甲减的原因，是原发性甲减，还是继发性抑或三发性甲减。原发性甲减一般是因为甲状腺合成甲状腺激素有障碍，因此，会表现为TSH升高，总T_4和游离T_4降低，这是诊断原发性甲减的必备指标。而垂体或下丘脑疾病所引起的继发性、三发性甲减可见T_4、T_3降低而TSH降低或正常。同时，还要进一步检查甲状腺相关抗体、甲状腺摄碘率等，以明确引起甲减的病因。

第三步应明确甲减是否引起了多个系统和器官的危害，确定甲减的严重程度。这是诊断甲减时不可遗漏的内容。甲减可引起胸腔积液、心包积液、高脂血症甚至心脑血管疾病。因此，在查甲状腺功能的基础上可进一步检查心电图、胸部X线片、血脂、肝肾功能等。但明确这些损害不意味着一定需要治疗，因为许多损害会随着甲减的治疗而减轻。

另外，在新生儿，脐带血或足跟血测定TSH或/和T_4，可作为呆小病的筛选试验之一。骨龄的检查有助于呆小病的早期诊断，特征性改变有成骨中心出现和成长延迟，骨骺与骨干的愈合延迟，成骨中心骨化不均匀呈斑点状。胸部X线片可见心影增大。

5. 甲减对妊娠有影响吗？

正常的甲状腺功能，对于维持正常的生殖功能具有重要意义。妊娠妇女中甲减的发生率为0.3%～0.7%，常见原因为自身免疫性甲状腺炎、甲状腺手术等。

甲状腺功能减退症患者因缺乏甲状腺激素，常影响性腺的发育及出现功能紊乱，发生月经过多、闭经、生育能力下降，因此，不易怀孕或怀孕后容易流产。但仍有部分中轻度甲减患者有可能怀孕并生育。其婴儿容易患先天性甲状腺肿或克汀病以及其他先天性畸形。此外，孕期发生甲减可导致母婴双方出现不良的妊娠结局，包括妊娠期高血压、胎盘早剥、自发性流产、胎儿窘迫、早产及低体重儿。母体临床甲减比亚临床甲减对母体和胎儿的不良影响更大。

所以，甲减患者怀孕后应适当补充甲状腺激素，以维持妊娠及胎儿正常生长发育。对怀疑甲减的妇女在妊娠早期即应检查甲状腺功能。若TSH升高，伴有或不伴有游离T_4降低者均应补充甲状腺激素。

6. 甲减对胎儿有影响吗？

毫无疑问，在漫长的十个月妊娠阶段，甲减是孕妇和胎儿健康的隐形杀手。

把它被称为隐形杀手，是因为甲减的症状最初多不明显，但极大影响了孕妇和胎儿的健康。若在孕期遭遇甲减而没有接受合理的治疗，会对胎儿的脑发育造成严重影响，并容易患先天性

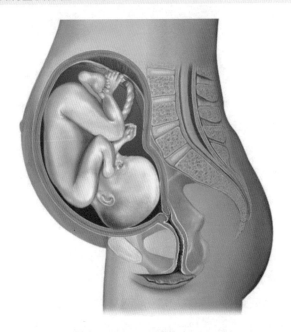

甲状腺肿或克汀病以及其他先天性畸形。这是因为怀孕前3个月是胎儿脑发育的最关键时期，此时胎儿的甲状腺功能尚未完全建立，其脑发育所需的甲状腺素主要依赖母体供给。若孕妇体内甲状腺素不足，就可能使胎儿的智力、运动能力和认知能力受到影响，甚至受到不可逆的损害。但在此时期，只要补充足够的甲状腺激素，宝宝便可安然无恙。

目前，我国建议孕妇在怀孕前最好能检查甲状腺功能，一旦查出问题应立即治疗。即使怀孕后才发现，不管是临床甲减还是亚临床甲减，也应该立即接受治疗。

7. 甲减对儿童有何危害？

儿童甲减是因出生时即缺少正常工作的甲状腺（先天性

甲减），或饮食中缺碘（地方性甲状腺肿）、自身免疫性疾病、甲状腺损伤等因素所引起的甲状腺激素减少，其临床表现取决于患者的年龄和疾病起始的时间。对患儿的危害主要体现如下。

（1）甲减的新生儿多为过期产，出生体重超过正常；生理性黄疸时间延长可达2周以上；出生后喂养困难，拒乳，吸吮无力，常有呕吐；出生后一般有腹胀、便秘。对外界反应迟钝，常处于睡眠状态，哭声低，声音嘶哑，体温低，末梢循环不好，四肢发凉。

（2）身材矮小、生长速度减慢甚至停滞、躯干长，四肢短。

（3）典型的面容，如头大、颈短、面色苍黄、眼睑水肿、眼距宽、鼻背低平、舌大宽厚常伸出口外等。

（4）心率慢、多有贫血且难纠正，多出现疲倦、乏力，稍大一些的孩子骨骼和牙齿的生长停滞，学龄儿童出现学习障碍。青春期延迟，女性青少年甲减可导致月经不规律。

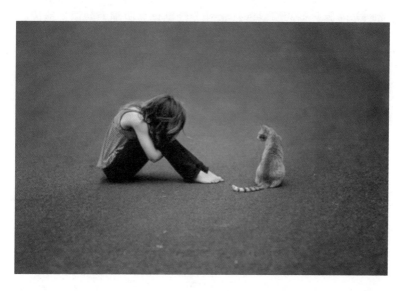

鉴于儿童甲减患者呈逐年增长的趋势，且甲减对儿童的生长发育、智力和精神影响较大。为了减少对儿童的危害，应重视儿童甲减的早期发现与合理治疗。

8. 老年人甲减有什么危害？

（1）怕冷是最常见的症状，常伴有少汗、乏力，少言懒动、动作缓慢、食欲减退但体重增加、皮肤干燥、毛发脱落、面色苍白、表情淡漠。

（2）血脂代谢异常较为多见，表现为高胆固醇、高甘油三酯、高低密度脂蛋白血症。

（3）神经系统：由于中枢神经系统兴奋性降低，患者表现为记忆力减退、反应迟钝，常伴有嗜睡、智力下降、神情淡漠，有时神经质，严重者可出现抑郁症，甚至幻觉或昏睡。

（4）心血管系统：由于甲状腺激素分泌减少造成血管内皮舒缩功能障碍，使心肌黏液性水肿、纤维化、收缩力减退，造成心动过缓。由于血胆固醇增高，易并发冠心病，但由于心肌耗氧量少，很少发生心绞痛及心衰。

（5）消化系统：常有厌食、腹胀、便秘，严重者出现麻痹性肠梗阻。

（6）内分泌系统：表现为性欲减退、勃起功能异常、月经紊乱、高泌乳素血症、不孕不育等。

（7）肌肉与关节病变亦较常见，尤其是甲减性肌病，可有肌肉松弛无力，也可有肌肉疼痛、强直或痉挛。关节表现为疼痛、僵硬、麻木、肿胀，少数可有积液、滑膜增厚。

（8）血液系统：多数患者有轻、中度贫血。

（9）严重者可发生面部与四肢非凹性黏液性水肿。可累及多个脏器，出现耳聋、视力减退、动作性震颤、癫痫样发作，甚至发生昏迷。

9. 怀疑甲减还要做哪些检查？

根据甲减诊断的"三步走"，应实施下列检查以完成诊断。

（1）甲状腺功能检查：血清TSH、总T_4和游离T_4是甲减的第一线指标。原发性甲减血清TSH增高，总T_4和游离T_4均降低。TSH增高，总T_4和游离T_4降低的水平与病情程度相关。血清总T_3、游离T_3早期正常，晚期减低。亚临床甲减仅有TSH增高，总T_3、T_4和游离T_3、T_4正常。

（2）甲状腺摄碘率：如是甲状腺炎引起的甲状腺功能减退，可出现明显的摄碘率下降，甚至呈低平曲线。

（3）甲状腺相关抗体：甲状腺过氧化物酶抗体（TPOAb）、甲状腺球蛋白抗体（TgAb）是确定原发性甲减病因的重要指标和诊断自身免疫甲状腺炎（包括桥本甲状腺炎、萎缩性甲状腺炎）的主要指标。

（4）影像学检查：骨龄的检查有助于呆小病的早期诊断。头颅平片、CT、磁共振或脑室造影，以排除垂体肿瘤、下丘脑或其他引起甲减的颅内肿瘤。原发性甲减，垂体与蝶鞍可继发性增大。

（5）心电图：可以提示窦性心动过缓，低电压，T波低平或倒置。

（6）其他检查：血常规检查可以提示轻、中度贫血，血生化检查提示血清总胆固醇、甘油三酯、心肌酶谱可以升高，部分病例血清泌乳素升高、蝶鞍增大，需要与垂体泌乳素瘤鉴别。

10. 甲减如何治疗？

左甲状腺素片是本病的主要替代治疗药物。一般需要终生使用，一旦减量或停药，甲减就会再次出现或加重。

（1）治疗目标：临床甲减症状和体征消失，TSH、游离T_4、总T_4值维持在正常范围内。近年来一些学者提出应当将血清TSH的上限控制在<3.0mU/L。但继发于下丘脑和垂体的甲减，不能把TSH作为治疗指标，而是把将血清总T_4、游离T_4达到正常范围作为治疗的目标。

（2）剂量：治疗的剂量取决于患者的病情、年龄、体重和个体差异。成年患者左甲状腺素片的替代剂量为50～200微克/天，平均125微克/天。按照体重计算的剂量是每天1.6～1.8微克/千克；儿童需要较高的剂量，每天大约2.0微克/千克；老年患者则需要较低的剂量，每天约为1.0微克/千克；妊娠时的替代剂量需要增加30%～50%；甲状腺癌术后的患者需要大剂量替代，每天大约2.2微克/千克，以控制TSH在防止肿瘤复发需要的水平。由于T_4的半衰期是7天，所以，可以每天早晨服药1次。

甲状腺片是动物甲状腺的干制剂，因其甲状腺激素含量不稳定和碘、T_3含量过高，目前已很少使用。

药物起始的剂量和达到完全替代剂量的需要时间要根据年龄、体重和心脏状态确定。

11. 甲减需要终生用药吗？

甲减有多种类型，有些是因为炎症破坏所致的一过性甲减，如亚急性甲状腺炎，此类疾病大部分患者甲状腺功能可以恢复，故不必终生用药。但大部分的甲减都属于终生性甲减，如甲状腺手术、放射性核素治疗、桥本甲状腺炎所致的甲减，一般都需要长期服药。

12. 有没有可以治愈甲减的措施？

对于亚急性甲状腺炎或抗甲状腺药物引起的一过性甲减，常可以在病情缓解或停药后逐渐恢复。但大部分由于放射性碘治疗、手术切除或慢性甲状腺炎引起的甲减，通常是终生性。理论上来说，要治愈这样的甲减，就要采取器官或细胞移植，从而彻底恢复人体合成和分泌甲状腺激素的能力，但目前在技术上仍无法做到。有一些可以针对甲减病因的治疗，如桥本甲状腺炎，因为过氧化物酶抗体水平太高，结果引起甲状腺功能减退，此时给予一些能够降低抗体的药物如糖皮质激素、硒制剂或中药等，有助于恢复甲状腺功能，但临床实践发现，其效果并不理想。

可喜的是，甲状腺功能容易被稳定，也就是将甲状腺功能维持在正常范围内并不太难。目前，稳定甲状腺功能的方法是激素替代疗法，就是缺啥补啥，缺多少补多少，即服用适量的甲状腺激素制剂（包括甲状腺素片、左甲状腺素等），可以维持正常的甲状腺功能。

13. 甲减可以怀孕吗？

当然可以。关键是稳定甲状腺功能。具体的治疗目标是将血清TSH维持在0.1～2.5mU/L，更理想的目标是TSH上限的切点值降到1.2～1.5mU/L。这样对孕妇、胎儿最有益。

14. 妊娠期甲减如何治疗？

妊娠期临床甲状腺功能减退治疗首选左甲状腺素片，不建议使用T_3或甲状腺素片治疗。甲状腺素片系取猪、牛、羊等动物的甲状腺体制成，由于其T_3/T_4比例不稳定，不同厂家不同批次的甲状腺素片活性可能不同。因此，为了避免妊娠期甲状腺功能的波动，甲减的治疗现在几乎仅考虑用左甲状腺素。

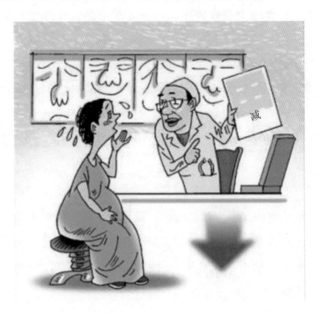

　　非妊娠期临床甲状腺功能减退的完全替代剂量是左甲状腺素（LT_4）每天1.6～1.8微克/千克，临床甲减妇女疑似或确诊妊娠后LT_4替代剂量需要增加20%～30%。根据血清TSH治疗目标及时调整剂量。妊娠期临床甲状腺功能减退的完全替代量可以达到每天2.0～2.4微克/千克。对孕妇而言，左甲状腺素起始剂量50～100微克/天，以后根据患者的耐受程度及病情逐渐增加剂量，尽快达标。合并心脏疾病者需缓慢增加剂量。对于严重临床甲状腺功能减退的患者，在开始治疗的数天内给予两倍替代剂量，使甲状腺外的血清中的T_4含量尽快恢复正常。

　　妊娠期临床甲状腺功能减退的血清TSH治疗目标是：TSH控制在妊娠期特异性参考范围的下1/2，如若无法获得妊娠特异性参考范围，则血清TSH可控制在2.5mU/L以下。一旦确定临床甲状腺功能减退，立即开始治疗，尽早达到上述治疗目标。孕期应注意甲状腺功能监测。妊娠甲状腺功能减退患者在妊娠前半期（1～20周）应当每2～4周监测1次包括血清TSH在内的甲状腺功能相关指标，血清TSH稳定后可以每4～6周检测1次。根据控制目标，调整左甲状腺素的剂量。在妊娠26～32周时，应当至少检测1次血清TSH和其他甲状腺功能指标。

15. 甲减患者合并妊娠需要注意什么？

　　甲减患者考虑怀孕时，一定要注意以下几点。

　　（1）孕前控制甲状腺功能至正常范围，一般是指TSH低于2.5mU/L，并至少稳定3个月以上再开始怀孕。

　　（2）甲减患者服用左甲状腺素片，怀孕后药物剂量在原来的基础上增加25%～30%，如孕前每天服用一片左甲状腺素片，怀孕后应将药物剂量增加至1.5片，并复查甲状腺功能以调整剂量。

（3）临床甲减的妊娠妇女产后LT₄剂量应调整至妊娠前水平，并需要在产后6周复查甲状腺功能，指导调整LT₄剂量。

（4）产后需要关注新生儿的甲状腺功能状态。

16. 服用左甲状腺素可以哺乳吗？

如前所述，产后甲减孕妇的药物一般都会恢复至孕前的剂量，并注意在产后6周时复查甲状腺功能，必要时可调整LT₄的用量。因此，如孕前已有甲减的孕妇哺乳时不必停用药物。研究发现，只有微量的甲状腺激素可从乳汁排出。因此，不会对婴儿造成不良影响。

17. 服用左甲状腺素应注意什么？

甲减患者服用左甲状腺素片时应注意以下几点。

（1）服药时间：理想的左甲状腺素片服用方法是早饭前1小时空腹服用，避免食物对药物吸收的影响。另外，在晚餐后至少4小时的睡前服药也比较理想。

（2）避免其他药物对左甲状腺素片的影响：与其他药物的服用间隔应当在4小时以上，因为有些药物会影响甲状腺激素的吸收和代谢。如氢氧化铝、碳酸钙、硫糖铝、硫酸亚铁、维生素D和钙、食物纤维添加剂等均可影响小肠对左甲状腺素片的吸收。另外，苯巴比妥、苯妥英钠、卡马西平、利福平、异烟肼、洛伐他汀、胺碘酮、舍曲林、氯喹等药物可以加速左甲状腺素片在人体内的清除，从而缩短了药物在人体作用的时间。因此，甲状腺功能减退患者同时服用这些药物时，需要增加左甲状腺素片的用量。

（3）定期监测甲状腺功能：替代治疗的个体差异较大，每位患者也会因年龄、体重、环境、疾病的变化而引起治疗剂量的改变，故接受替代治疗的患者需定期监测血清 TSH、T_4、T_3 水平。一般情况下，初次服药的患者，8 周后复查甲状腺功能，如药物剂量逐渐稳定、甲状腺功能平稳后，可 3～6 个月复查甲状腺功能。

（4）注意药物的不良反应：左甲状腺素片的主要不良反应是过量替代容易诱发和加重冠心病、心律失常，引起骨质疏松，故替代治疗应从小剂量开始。因年老患者的代谢偏低，故左甲状腺素片的剂量应酌减，伴心脏疾患及精神症状者，甲状腺激素更应从小剂量开始，缓慢递增，直至维持量，并慎用洋地黄。

（5）合并其他疾病时用药应慎重：存在胃肠道疾病时，药物的吸收可能不佳，应注意调整药物剂量，并治疗胃肠道疾病。对于腺垂体功能减退者，在进行糖皮质激素、甲状腺激素替代时，为防止发生急性肾上腺皮质功能不全，甲状腺激素的替代治疗应在皮质激素替代治疗后开始。

18. 如何知道新生儿甲状腺功能是否正常？

国际上通常采用的筛查指标是取新生儿的足跟血进行甲状腺功能检测。如果孩子足月生产，就在产后 48 小时到 4 天之内取新生儿的足跟血进行检查。如果在出生1～48小时内采取标本，可能会受到新生儿刚出生后TSH脉冲式分泌的影响，所测的TSH可能高于正常，看似甲减，实则并无异常，这就是医学上常说的"假阳性结果"。

因此，在2010年，中国卫生部新生儿疾病筛查技术规范规定：足月新生儿出生72小时至7天之内采取标本。如果是早产儿、低出生体重儿和极低出生体重儿、危重新生儿、多胎特别是同卵多胎建议在出生后2周重新采血复查。TSH浓度一般大于10～20mU/L为筛查阳性，即怀疑甲减可能。一旦足跟血TSH筛查阳性，需要立即召回患儿进行血清甲状腺功能指标检查，此时要采集新生儿的静脉血进一步检查，以明确是原发性甲减、中枢性甲减还是其他原因引起的甲状腺功能异常。

19. 婴幼儿甲减治疗的特殊性有哪些？

婴幼儿甲减较成人甲减更为复杂，因此，治疗时一定要注意以下特殊之处。

（1）发现越早越好：婴幼儿甲减往往会对孩子的生长发育造成极大的危害，故必须尽早发现，及时治疗。出生后的脐带血、1周内的足跟血检查都很重要，必要时还要在产后1个月静脉血复查甲状腺功能。

（2）检查方法不同：目前，临床多采用测定足跟血TSH（试纸法）的方法筛查，可疑病例进一步测定血清TSH和总T_4。

（3）治疗要及时　婴幼儿甲减的治疗原则是早期诊断，足量治疗。甲状腺激素治疗启动得越早越好，必须在产后2～4周之内开始。随访研究发现，如果在45天内启动治疗，患儿5～7岁时的IQ与正常儿童相同。若未能及早诊断，而在6个月后才开始治疗，虽然给予甲状腺素可以改善生长状况，但是智力仍会受到严重损害。

（4）治疗目标更严格：治疗药物选择左甲状腺素片。药物的起始剂量每天10～15微克/千克。治疗目标是使血清TSH正常，维持游离T_4和总T_4在新生儿正常参考范围的上1/2。为保证治疗的确切性，达到目标后要再测游离T_4，使游离T_4维持在正常值的上1/3范围。血清TSH值一般不作为治疗目标值。因为增高的TSH要持续很长时间，这是由于下丘脑－垂体－甲状腺轴的调整需要时间。一过性新生儿甲状腺功能减退治疗一般要维持2～3年，根据甲状腺功能的情况停药。发育异常者则需要长期服药。

（5）要监测孩子生长发育情况：治疗过程中应注意及观察生长发育情况及血清T_4、TSH浓度，随时调整剂量。

20. 甲减治疗中为什么需要定期复查？

不同病因的甲状腺功能减退可能会随着病情的变化，出现甲状腺功能的继续下降或恢复。如抗体持续增高的桥本甲状腺炎，可能引发甲状腺功能持续下降。随着年龄增长，甲状腺功能也会缓慢减退。另外，情绪变化、生病或者食用高碘食品亦使甲状腺功能出现波动。因此，在治疗过程中左甲状腺素片剂量并非一成不变。另外，不少患者误服过量药物，或漏服药物，皆可导致甲状腺功能不稳。故必须定期检测甲状腺功能的变化。

（1）补充替代过度（甲状腺激素所致的甲亢）：较多见。补充替代过度的表现即甲状腺激素所致的甲亢，患者有甲亢的临床表现，如心动过速、心悸、心律不齐、心绞痛、头痛、肌肉无力和痉挛、潮红、发热、呕吐、月经紊乱、头部受压感及眼胀、震颤、坐立不安、失眠、多汗、体重下降和腹泻等，血T_3和T_4升高，原发性甲状腺功能减退患者的血TSH $\leq$ 0.5mU/L。处理的基本原则是减少甲状腺激素的替代剂量，而不是在过多甲状腺激素用量的基础上再加用抗甲状腺药物。

（2）补充替代不足：如原发性甲状腺功能减退患者的血TSH长期大于给定的参考值上限，提示甲状腺激素的用量不足。甲状腺激素的用量不足对青春期发育和青春期发育前的生长不利，应尽量避免。一般应逐步调整其剂量，将血TSH维持在0.5 ～ 3.0mU/L范围内。

（3）补充替代过度和不足交替出现：上述的两种情况交替出现，病情变化不定。患者的生活质量下降，女性生育期患者可表现为月经紊乱。导致补充替代过度和不足并存的主要原因是患者的依从性差，服药不规则。因此，定期复查甲状腺功能，有助于了解甲状腺功能减退的控制程度，以便及时调整左甲状腺素片的剂量。

21。什么是亚临床甲减？

亚临床甲减是指血清促甲状腺激素（TSH）水平高于正常值上限，但游离T_4和总T_4仍在正常范围内的状况。当TSH＜10mU/L，为轻度亚临床甲减；当TSH $\geq$ 10mU/L，为重度亚临床甲减。患者可以没有任何异常症状或体征，或仅有乏力、情绪低落、怕冷、肌肉酸痛等临床表现。亚临床甲减可导致血脂代谢异常及动脉粥样硬化，部分患者可能发展为临床甲状腺功能减退，妊娠期间出现亚临床甲状腺功能减退还会影响后代的智力。

亚临床甲减并不少见，其在世界范围内的发病率为4%～10%（60岁以上女性可达20%左右），我国为3.1%。但TSH升高的情况需排除以下干扰方可考虑亚临床甲减。

（1）TSH测定干扰，存在抗TSH自身抗体可以引血清TSH测定值假性增高。

（2）甲状腺功能正常病态综合征的恢复期（详见本篇第26问）。病程中可见到甲状腺激素水平的下降，而在恢复期可见到血清TSH可以增高至5～20mU/L，这可能是机体对应激的一种调整。

（3）20%的中枢性甲状腺功能减退病例表现为轻度TSH增高（5～10mU/L）。

（4）肾功能不全。

（5）糖皮质激素缺乏可以导致轻度TSH增高。

（6）暴露于寒冷9个月，血清TSH升高30%～50%，是机体的一种生理适应，需2～3个月重新测定TSH、游离T_4和总T_4水平。

很多亚临床甲减的患者没有明确的症状和体征，1/4～1/2的患者经治疗使TSH恢复正常后感觉总体健康状况和记忆力改善。治疗会使动脉粥样硬化危险减轻，亚临床甲减与高血压、血脂代谢异常、吸烟和糖尿病一样，是心肌梗死的危险因素。

22. 亚临床甲减需要治疗吗？

由于亚临床甲减易于转化为临床甲状腺功能减退，并对患者的健康状态具有不利影响，而甲状腺激素又可以改善患者的脂质代谢、心脏功能及神经精神症状。因此，目前认为，早期采取积极的治疗措施是值得推荐的。不过，对于伴有严重心脏疾患的患者，激素替代治疗应十分谨慎。如果患者未接受甲状腺激素治疗，宜注意密切随访，定期复查甲状腺激素谱和血清TSH。尽管甲状腺激素替代治疗具有较多的优点，但激素过量可引起亚临床甲亢，此时，患者可出现心功能改变和骨密度异常，老年患者及绝经后的妇女更甚。因此，临床上应严格掌握替代治疗的适应证，并注意防止甲状腺激素使用过量。

目前，对下列几类存在亚临床甲减的患者，在综合考虑治疗副作用的基础上，建议启动左甲状腺素片治疗。

（1）若患者血清TSH≥10mU/L，一般需要左甲状腺素片替代治疗，治疗的目标和方法与临床甲状腺功能减退一致。

（2）若患者血清TSH<10mU/L，并伴甲减症状、TPOAb阳性、血脂异常或动脉粥样硬化性疾病，需要甲状腺激素替代治疗，目的是防止其发展为临床甲状腺功能减退和防止动脉粥样硬化的发生；若仅有血清TSH<10mU/L，而不伴上述情况，一般不需要给予治疗，只需定期监测TSH的变化。

（3）妊娠期甲减患者的治疗依据TSH水平和TPOAb测定酌情制订方案（详见本篇第24问）。

值得注意的是，老年人的甲状腺功能较普通成人要低，因此，老年人的TSH水平轻度增高，尤其大于70岁以上的老年人。此时，应注意老年人是否有怕冷、乏力、水肿、肌肉酸痛、心动过速或减慢，是否有高脂血症、动脉粥样硬化等表现。即使是TSH已然升高超过正常值上限，但如无明显症状及合并疾病，亦不应轻易启动治疗。若药物过量造成老年人代谢增加，引发心律失常，这样反而得不偿失。

23. 亚临床甲减对孕妇有何影响？

妊娠期亚临床甲减，是指孕妇的血清 TSH 水平高于妊娠期特异的参考范围上限（4.0mU/ml），而游离 T_4 水平仍然妊娠特异的参考范围。孕妇亚临床甲减可能会增加流产等风险。若合并 TPOAb 阳性会进一步增加不良妊娠结局发生的危险，如流产、死胎等。另外，亚临床甲减也可能对胎儿的神经系统发育产生危害。

24. 孕妇亚临床甲减需要治疗吗？

目前，国内外最新的指南推荐亚临床甲减（无论 TPOAb 是否阳性）的妇女可以接受 LT_4 治疗。LT_4 干预治疗可减少流产的发生率。临床医师应根据孕妇的 TSH 升高程度和 TPOAb 的水平，结合临床实践情况，制定适合患者的治疗策略。2019 年，我国相关指南给出了如下建议（表 14）。

表 14　2019 年中国指南妊娠期亚临床甲减的治疗建议

TSH（mU/L）	TPOAb	推荐 LT_4 治疗策略
＞妊娠参考上限（4.0）	+／-	LT_4 起始剂量 50～100μg/d
2.5-妊娠参考值上限（4.0）	+	LT_4 起始剂量 25～50μg/d
	-	不考虑治疗
妊娠期参考值下限（0.1）-2.5	+	不考虑治疗，需监测 TSH
	-	不考虑治疗，无须监测 TSH

注：TSH：促甲状腺激素；TPOAb：甲状腺过氧化物酶抗体；LT_4：左甲状腺素。

妊娠期亚临床甲减治疗目标建议将TSH控制在妊娠期特异的参考范围的下1/2，如若无法获得妊娠特异的参考范围，则血清TSH可控制在2.5mU/L以下。一旦开始治疗，应尽早达到上述治疗目标。左甲状腺素的起始剂量可以根据TSH升高程度选择。TSH为2.5～5.0mU/L，左甲状腺素片的起始剂量50微克/天；TSH为5.0～8.0mU/L，左甲状腺素片的起始剂量75微克/天；TSH＞8mU/L，左甲状腺素片的起始剂量100微克/天。经过4周治疗后复查TSH水平，此后医师应根据患者TSH水平和实际情况及时调整药物剂量，以达到TSH目标水平。

25. 单纯低甲状腺素血症需要治疗吗？

低甲状腺素血症又称低T_4血症，是指孕妇甲状腺自身抗体阴性，血清TSH水平正常，而游离T_4水平低于妊娠期特异的参考范围下限。关于单纯性低甲状腺素血症对胎儿发育不良影响尚不清楚。有报道认为，单纯性低甲状腺素血症的孕妇，其后代的智商、语言交流能力和运动能力等有所降低。但目前为止，还缺乏这方面最科学的研究报道。而目前，LT_4干预单纯低甲状腺素血症改善不良妊娠结局和后代神经智力发育损害的证据也并不充分。因此，最新的指南建议查找低甲状腺素血症的原因，如铁缺乏、碘缺乏或碘过量等，对因治疗。

26. 什么是低T_3综合征？

低T_3综合征也称为甲状腺功能正常病态综合征或非甲状腺疾病综合征。它是指由于一些非甲状腺的疾病或情况导致甲状腺功能检测异常但是甲状腺本身没有病变的一种综合征，是机体的一种保护性反应。一些疾病包括营养不良、饥饿、神经性厌食症、糖尿病、肝脏疾病或其他危重症，以及手术、禁食、某些药物［如胺碘酮、糖皮质激素、丙硫氧嘧啶、普萘洛尔（心得安）和含碘造影剂］等均可造成低T_3综合征。

本病的甲状腺功能检查显示血清游离T_3、总T_3减低，反T_3增高；总T_4正常或轻度增高，TSH正常。疾病的严重程度与总T_3水平密切相关。患者的基础疾病经治疗恢复以后，甲状腺激素水平可以逐渐恢复正常。但在恢复期可以出现一过性TSH增高，也需要与原发性甲状腺功能减退相鉴别。

27. 低T_3综合征需要治疗吗？

如前所述，低T_3综合征是机体代偿性降低能量消耗的反应，此时，简单地给予甲状腺素替代治疗不仅无益，甚至会产生有害的影响。因此，绝大多数学者认为没有必要给这些患者用甲状腺激素治疗，主要应该关注原发病的治疗，并定期复查甲状腺功能。

七

中医中药治疗篇

1. 传统中医对甲状腺疾病的整体认识有哪些？

用中医药治疗甲状腺疾病的历史由来已久，早在公元前3世纪，我国已有关于瘿病的记载。所谓瘿病，是指以颈前喉结两旁结块肿大为主要表现的一类疾病，其实就是指甲状腺肿大为主的一类疾病。

战国时期的《庄子·德充符》中首先提出"瘿"这个病名，而《吕氏春秋·季春纪》中就观察到甲状腺肿大的发病与地域环境中水土差异密切相关。

到了魏晋时期已经认识到甲状腺疾病与情志郁怒有关，并有手术治疗甲状腺疾病的探索，但因当时医疗条件所限，及其对甲状腺功能的认识不足，手术后果极其悲惨。《三国志·魏书》中就有"十人割瘿九人死"的记载。此后，历代医家治疗甲状腺疾病主要采用内科治疗手段，通过四诊八纲、辨证论治来遣方用药。古代医家通过长期的临证探索，发现许多甲状腺肿大的患者通过进食海产品后得到有效控制，晋代葛洪的《肘后方》中首先提出使用昆布、海藻可以治疗甲状腺肿大。

到了唐代，孙思邈（图41）的《千金要方》及王焘的《外台秘要》中记载了数十个治疗甲状腺疾病的方剂，其中，常用的药物有海藻、昆布、羊靥（羊的甲状腺）、鹿靥（鹿的甲状腺）等药，表明此时用含碘药物及动物的甲状腺来治疗甲状腺肿已有相当认识。

明朝李时珍的《本草纲目》（图42）明确指出中药黄药子有

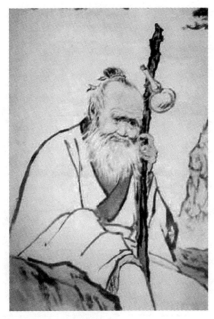

图41 孙思邈

"凉血降火，消瘿解毒"的功效，并记载了在用黄药子酒治疗瘿病时，"常把镜自照，觉消即停饮"以免过量的用药方法，以及"线逐日度之，乃知其效也"的观察疗效的方法。

到了清代，顾世澄的《疡医大全》所载的"四海舒郁丸"、清乾隆年间太医吴谦负责编修的医学教科书《医宗金鉴》所载的"海藻玉壶汤"等验方，至今仍被广大中医专家辨证使用。

纵观古代医家对甲状腺疾病的认识，主要集中在甲状腺肿大为主的疾病，认为情志内伤、饮食及水土失宜是主要病因，治疗上以海产品及动物的甲状腺为主要药物。这对当时极为常见的地方性甲状腺肿的治疗具有十分重要的意义。但由于认识不足，若对伴有甲亢的甲状腺肿大患者也不加节制地使用海产品及动物的甲状腺来进行治疗可能会带来非常严重的不良后果。

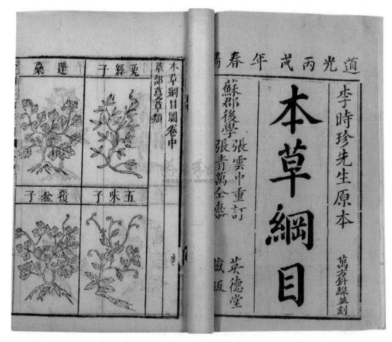

图42　本草纲目

2。现代中医对甲状腺疾病的认识有哪些？

随着现代科技的发展，中医对甲状腺疾病的认识也越来越完善：甲状腺疾病远远不止是甲状腺形态、结构的异常，还有功能的改变，以及甲状腺感染性或非感染性炎症等。即使形态、结构的异常，也包括肿大、萎缩、囊肿、结节、良性或恶性肿瘤等多种改变。

在病因认识上，除了情志郁怒、水土失宜、饮食失宜以外，还认识到先天禀赋有异（遗传因素）及个体体质差异（特殊体质）也是导致甲状腺疾病的常见原因，并且认识到过度劳累可能会加重病情。

在病机方面，认识到气滞、痰凝、血瘀壅结颈前是瘿病的基本病机。初期多为气机郁滞，津凝痰聚，痰气搏结颈前所致；日久引起血脉瘀阻，痰气瘀三者合而为患。病位主要在肝脾，与心有关。肝郁则气滞，脾伤则气结，气滞则津停，脾虚则酿生痰湿，痰气交阻，血行不畅，则气、血、痰壅结而成瘿病。瘿病日久，在损伤肝阴的同时，也会伤及心阴，出现心悸、烦躁、脉数等症。病理性质以实证居多，久病由实致虚，可见气虚、阴虚等虚候或虚实夹杂之候。在本病的病变过程中，常发生病机转化。如痰气郁结日久可化火，形成肝火亢盛证；火热内盛，耗伤阴津，导致阴虚火旺之候，其中，以心肝阴虚最为常见；气滞或痰气郁结日久，则深入血分，血液运行不畅，形成痰结血瘀之候。重症患者则阴虚火旺的各种症状常随病程的延长而加重，当出现烦躁不安、谵妄神昏、高热、大汗、脉疾等症状时，为病情危重的表现。若肿块在短期内迅速增大，质地坚硬，结节高低不平者，可能恶变，预后不佳。

在诊断方面，不仅考虑到甲状腺形态、结构异常，对于甲状腺功能异常的疾病以及甲状腺炎症性疾病也纳入瘿病的诊断中。并且，已严格将甲状腺疾病与颈部淋巴结肿大、颈部淋巴结核（瘰疬）等疾病进行鉴别。

辨证分型方面，中医一贯强调"百家争鸣，百花齐放"的主张，因此，对甲状腺疾病的辨证分型显得纷繁复杂，变化多端。总结起来，最常见的证型有气郁痰阻、脾虚痰盛、痰瘀互结、肝火旺盛、气阴两虚、心肝阴虚、痰瘀毒结等。

治疗上以理气化痰、消瘿散结为基本治则。主要治疗方法有疏肝理气、健脾化痰、软坚散结、清肝泻火、扶正敛阴、宁心安神等。瘿肿质地较硬及有结节者配合活血化瘀；肝郁阴伤而表现阴虚火旺者，以滋阴降火为主。病理诊断为恶性肿瘤者首选手术治疗，术后仍考虑应用中医药固护正气，对于各种原因无法手术或不宜手术者也可使用中医药疏肝理脾、化痰软坚、解毒散结、扶正抗癌。

3。中医中药在甲状腺疾病治疗中的作用有哪些？

首先，中医药治疗能更好地改善临床症状。不可否认，要想尽快将甲状腺激素水平调至正常，或者尽快将甲状腺形态结构、恢复正常，或者尽快控制住甲状腺感染性或非感染性炎症，西医使用抗甲状腺药物治疗、甲状腺激素补充或替代治疗、放射碘治疗、手术治疗、消融治疗甚至抗生素及糖皮质激素的使用等诸多手段，其疗效肯定、起效迅速、重复性好、稳定性强，因此，绝大多数患者会首先选择西医治疗。但是，也有相当一部分患者，甲状腺功能完全恢复正常了，甲状腺肿大也缩小了，甲状腺结节缩小甚至消失了，甲状腺炎控制了，可或多或少还会有一些不适感，如颈部不适感、口干多饮、自汗盗汗、皮肤痤疮、倦怠乏力、面容憔悴、脱发、便秘或腹泻、突眼复视、颜面或下肢水肿等，这些症状通过上述手段很难解决，有些问题西医看起来甚至都不算是病，而中医药治疗在这些方面却能发挥独特的作用。

其次，中医药治疗能有效缓解西药毒副作用。中医药治疗很少出现肝损害，很少出现白细胞减少，很少出现皮疹、发热、乏力、咽痛等不适。而接受过西医治疗甲状腺疾病的患者，很多人都有使用抗甲状腺药物（甲巯咪唑、丙硫氧嘧啶）而出现上述并发症。此时中西医结合治疗就显得尤为必要，通过西医治疗尽快获益，通过中医治疗有效缓解西药治疗的毒副作用。

再次，因各种原因不能或不愿使用西医治疗的甲状腺疾病患者，中医治疗是一种良好的选择。中医药治疗能整体调节人体神经-内分泌功能，提高机体免疫力，有助于控制多种甲状腺疾病。

最后，对于甲状腺自身免疫性疾病及其并发症，如慢性淋巴细胞性甲状腺炎，萎缩性甲状腺炎、产后甲状腺炎、高甲状腺过氧化物酶抗体（TPOAb）和甲状腺球蛋白抗体（TgAb）血症、月经失调、不孕不育症、习惯性流产等，运用中医药治疗疗效较为突出。

4. 中医如何治疗桥本甲状腺炎？

桥本甲状腺炎的发生多与素体衰弱、正气亏虚有关，常因饮食不得正化、停聚成痰、痰阻气行，导致气滞血瘀、炼液成痰、壅滞经络、痰气瘀壅结于颈前而成瘿。根据其不同的发病过程分别采取疏肝解郁、健脾化痰、活血化瘀、软坚散结、温补脾肾或益气养血等疗法，可以取得满意的疗效。

对于桥本甲状腺炎的中医药治疗，我们在多年临证经验的基础上，不断探索创新，积累了一批具有良好临床疗效的专病专方。对于本病甲状腺轻度肿大、血 TPOAb 和 TgAb 明显增高、甲状腺超声提示腺体呈网络状改变但未发现甲状腺结节、甲状腺细针穿刺细胞学检查提示桥本甲状腺炎的患者，可试用下列方剂：

淫羊藿15克　生甘草9克　仙鹤草15克　土茯苓15克

薏苡仁30克　山慈菇15克　生栀子12克　半枝莲15克

浙贝母15克　夏枯草15克　虎杖15克　白花蛇舌草15克

上方日一剂，水煎分两次服。3个月为1个疗程。2～3个疗程复查相关指标。

5。 中医如何治疗亚急性甲状腺炎？

亚急性甲状腺炎（简称亚甲炎）发病多较急骤，常有畏寒、发热、咽喉疼痛等上呼吸道症状，故易被误诊为上呼吸道感染。如同其他类型的病毒感染一样，亚甲炎也是自限性疾病，一般在1～3个月内可自行缓解，但由于颈部疼痛、发热等症状较为明显，且大多数患者不能耐受，因此，需要药物治疗。

糖皮质激素抗炎治疗是目前西医治疗的主要手段，无论是口服激素类药物还是甲状腺局部注射激素都有良好的效果。但糖皮质激素治疗并不能改变亚甲炎的病程，反而可能掩盖症状，如果停药较早或减量较快，病情又会反复，以至延长恢复时间。极少数患者还会形成激素依赖，需长期使用激素类药物。激素用量越大，用药时间越长，其副作用也就越明显。

中医中药治疗本病疗效显著，副作用少，复发率低。根据亚甲炎的临床特点，发病初期以发热、疼痛为重，颈前肿块初起、触痛明显，治以清热解表、散结止痛；中期发热渐轻，颈前肿块质硬疼痛，治以凉血散结、止痛消肿；发展到病变后期或因失治误治，出现甲状腺功能减退，以畏寒、水肿、腹胀等证为主时，治以温肾健脾、散结消肿。治疗本病的专病专方如下：

夏枯草15克　延胡索15克　香附15克　白花蛇舌草15克

郁金15克　　生栀子15克　　生甘草10克　　虎杖15克

赤芍20克　　浙贝母15克

上方日一剂，水煎分两次服。2个月为1个疗程。2～3个疗程复查相关指标。

6. 中医如何治疗甲状腺结节？

古代中医对甲状腺结节和肿瘤没有专门的定义，把以颈前喉结两旁结块肿大为主要特征的甲状腺疾病统称为"瘿病"。古典医籍中无论是从病因的角度分为石瘿、泥瘿、忧瘿、气瘿、劳瘿，还是依据局部表现不同分为石瘿、肉瘿、筋瘿、血瘿和气瘿等，均只表现了瘿病某一方面的特征，现代医家以临床表现为前提，结合现代医学对有关甲状腺疾病的病因、病机认识，将瘿病分为瘿瘤、瘿气、瘿囊（瘿袋）三大类，这种分类较为客观，已被临床普遍接受。甲状腺结节和肿瘤归属于中医学"瘿瘤"范畴，其中甲状腺癌类似于"石瘿"。

病因方面。情志郁怒、水土失宜、饮食失宜、先天禀赋有异及个体体质差异是导致甲状腺结节的常见原因，精神压力过大、过度劳累可能会加重病情。

病机方面。气滞、痰凝、血瘀，壅结颈前是本病的基本病机。初期多为气机郁滞，津凝痰聚，痰气搏结颈前所致；日久引起血脉瘀阻，痰气瘀三者合而为患。病位主要在肝脾，与心有关。肝郁则气滞，脾伤则气结，气滞则津停，脾虚则酿生痰湿，痰气交阻，血行不畅，则气血痰壅结而成瘿病。瘿病日久，在损伤肝阴的同时，也会伤及心阴，出现心悸、烦躁、脉数等症。病理性质以实证居多，久病由实致虚，可见气虚、阴虚等虚候或虚实夹杂之候。在本病的病变过程中，常发生病机转化。如痰气郁结日久可化火，形成肝火亢盛证；火热内盛，耗伤阴津，导致阴虚火旺之候，其中以心肝阴虚最为常见；气滞或痰气郁结日久，则深入血分，血液运行不畅，形成痰结血瘀之候。重症患者则阴虚火旺的各种症状常随病程的延长而加重，当出现烦躁不安、谵妄神昏、高热、大汗、脉疾等症状时，为病情危重的表现。若肿块在短期内迅速增大，质地坚硬，结节高低不平者，可能恶变，预后不佳。

中医药治疗方面。以辨证论治为纲，整体上以理气化痰、活血软坚、消瘿散结为基本治则。主要治疗方法有疏肝理气、健脾化痰、软坚散结、清肝泻火、扶正敛阴、宁心安神等。因瘿瘤质地较硬，常配合活血化瘀治疗。病理诊断为甲状腺癌者首选手术治疗，术后仍考虑应用中医药固护正气，对于各种原因无法手术或不宜手术者也可使用中医药疏肝理脾、化痰软坚、解毒散结、扶正抗癌。

中医药治疗能明显改善患者自觉症状，其疗效确切，很少出现肝损害、白细胞减少、皮疹、发热、乏力、咽痛等不适，因此具有一定的优势。但中医处方强调辨证论治，随症加减，导致中药处方千变万化，不易掌握其根本规律。另外，中医药治疗起效相对较慢，患者要有足够的耐心，才能获得满意的疗效。

中国中医科学院江苏分院内分泌代谢病院区将瘿瘤分为气郁痰阻、痰瘀互结、肝火旺盛、心肝阴虚四种证型，具体分型证治如下。

（1）气郁痰阻证

1）治法：理气舒郁，化痰消瘿。

2）方药：消瘿1号（协定方）。陈皮10克、醋柴胡3克、广郁金10克、制香附15克、桔梗10克、牛蒡子10克、木蝴蝶5克、射干10克。

（2）痰瘀互结证

1）治法：理气活血，化痰消瘿。

2）方药：消瘿2号（协定方）。青皮10克、陈皮10克、姜半夏10克、川贝母10克、连翘10克、生甘草10克、当归10克、川芎10克、三棱10克、莪术10克、丹参15克、夏枯草15克。

（3）肝火旺盛证

1）治法：清肝泻火。

2）方药：栀子泻肝汤合藻药散。栀子10克、柴胡10克、赤芍10克、茯苓10克、生甘草10克、当归10克、川芎10克、丹皮10克、牛蒡子10克、夏枯草15克、龙胆草3克、知母10克。

（4）心肝阴虚证

1）治法：滋养阴精，宁心柔肝。

2）方药：天王补心丹。酸枣仁12克、柏子仁10克、当归10克、天冬9克、麦冬10克、生地15克、丹参10克、玄参10克、五味子10克。

（5）对于甲状腺结节合并其他临床表现者，随症加减如下。

1）突眼：茺蔚子30克、决明子10克、五味子10克、枸杞子30克、覆盆子10克、菟丝子10克、青葙子10克、沙苑子10克、车前子10克（包煎）。

2）肝功能异常：五味子10克、虎杖15克、金钱草30克、茵陈30克、黄柏15克、垂盆草30克、青黛3克（包煎）。

3）白细胞减少：苦参10克、虎杖10克、仙鹤草30克、黄芪30克、当归10克、白芍10克、生甘草10克、川芎10克。

4）皮疹瘙痒：紫草12克、茜草10克、旱莲草10克、荆防各10克、生地15克、白芷10克、苍耳草30克、功劳叶10克、蝉衣10克、甘草5克、白茅根15克、车前草10克。

5）自汗盗汗：桂枝10克、当归10克、生芪20克、黄芩10克、黄精10克、黄柏10克、五味子15克、栀子10克、酸枣仁10克、黄连3克。

6）发热不退：石膏30克（先煎）、生地10克、葛根10克、玄参10克、黄芩10克、粉萆薢10克、荆芥10克、防风10克、贯众10克、连翘10克。

7）甲状腺癌：夏枯草15克、仙灵脾15克、猫爪草30克、蛇床子10克、红花10克、三棱10克、全蝎10克。

近年来，有学者提出中医诊疗不仅要辨证，也要辨病，甚至要对症用药，对因用药。还有医家提出辨证分型要局部与整体相结合，动态与静态相结合。有的认为瘿病以肝为本，按疾病发展分期论治。也有医家以自拟专方专药为基本方（协定方），随症加减治疗。另外，瘿病中医外治法、针灸疗法、水针疗法（中药针剂甲状腺局部注射治疗）和埋线疗法等也屡见报道。

中国中医科学院江苏分院内分泌代谢病院区专病专方治疗如下。

甲状腺结节专病专方：郁金10克、乳香15克、没药15克、凌霄花15克、浙贝母15克、香附10克、三棱15克、莪术15克、白花蛇舌草15克、生栀子15克、延胡索15克、赤芍15克、虎杖15克、夏枯草15克、生甘草15克。

甲状腺癌专病专方：山慈菇10克、薏苡仁15克、仙鹤草15克、凌霄花15克、浙贝母15克、香附15克、三棱15克、莪术15克、白花蛇舌草15克、生栀子15克、延胡索15克、赤芍15克、虎杖15克、夏枯草15克、生甘草15克。

7. 中医如何治疗甲状腺癌？

中医认为，本病病因与桥本甲状腺炎相似，但发病机制上除了气滞、痰凝、血瘀外，还有癌毒内生、痰气瘀毒合而为患。病情尤为深重，一旦确诊，应首选手术治疗。

中医治疗强调扶正与祛邪并重，一方面益气养阴、扶正固本，另一方面理气化痰、活血祛瘀、软坚散结、清热解毒、清除癌毒。因须多方兼顾，故组方成分多较庞杂。其疗效短时间内也很难显现。

甲状腺癌中药专方见本章第6问。

甲状腺癌术后患者推荐使用下列方剂制作膏方，长期服用。

南沙参15克	茯苓15克	生甘草10克	佩兰15克
枸杞子15克	苍术10克	桑葚子15克	仙鹤草30克
淮山药15克	当归15克	制黄精15克	生苡仁20克
金荞麦20克	六神曲15克	丹参30克	北沙参10克
莪术10克	山茱萸6克	杜仲15克	地骨皮15克
鸡内金6克	黄芪30克	女贞子15克	蒲公英15克
柴胡6克	郁金12克	枸杞子15克	桔梗15克
石斛12克	天门冬15克	麦门冬15克	墨旱莲12克
山慈菇12克	土茯苓20克	白术10克	白花蛇舌草20克
半枝莲30克	猪苓15克		

上方共90剂，制成膏方，为3个月量，每日服用。3个月为1个疗程。对于各种原因不能手术或不愿手术的患者也可尝试

使用。

8。 中医学对甲亢的病因病机是如何认识的？

甲亢的病因主要是情志内伤和饮食及水土失宜，但也与体质因素有密切关系。肝气郁结，郁而化火，肝火亢旺，肝木太过，母病及子，致心火亢盛。肝郁则气滞，肝木乘脾，脾伤气结，气滞津停，脾虚酿生痰湿，痰气交阻，血行不畅，见气、火、血、痰壅结而成瘿病（图43）。

（1）情志内伤：忿郁恼怒或忧思日久，肝失条达，郁久化火，火性上炎，至急躁易怒、口干口苦。气机郁滞，则津液输布失司，凝聚成痰，气滞痰凝，壅结颈前，形成瘿病。

（2）饮食及水土失宜：饮食失调，或久居高山，水土失宜，一是影响脾胃功能，脾失健运，不能运化水湿，聚而生痰；二是影响气血正常运行，致气滞、痰凝、血瘀壅结颈前发为瘿病。

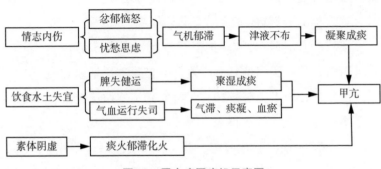

图43　甲亢病因病机示意图

（3）体质因素：女子以肝为先天，妇女的经、孕、产、乳等生理特点与肝经气血有密切关系，遇有情志、饮食等致病因素，常引起气郁痰结、气滞血瘀及肝郁化火等病理变化，故女性易患瘿病。另素体阴虚之人，痰气郁滞后易于化火，更加伤阴，常使病机复杂，病程缠绵难愈。

⑨. 中医如何治疗甲亢？

甲亢多由于情志内伤、饮食及水土失宜，以致气滞、痰凝、瘀血壅结颈前所引起，以颈前喉结两旁结块肿大为主要临床特征。病因主要是情志内伤和饮食及水土失宜，但也与体质因素有密切关系。本病多为阴虚肝郁、肝阳上亢、心阴亏损，采用滋阴、平肝、潜阳为治疗原则，兼予养血安神之剂。

本病中西医结合疗效良好。一方面，西药抗甲状腺药物治疗能及时控制甲状腺激素水平，缓解高代谢综合征。另一方面，中药能改善临床症状，缓解西药的毒副作用，有效防止病情复发。

甲状腺肿不明显，病程较短者，单纯中医药治疗多可治愈。但甲状腺肿大明显者，单纯中医药治疗不容易完全消散，治疗时间也较长。阴虚火旺症状较甚，病情危重时，仍需中西医结合进行治疗。若肿块坚硬，移动性差，而增长又迅速者，须排除恶性病变的可能。治疗本病的专方如下：

生栀子15克　　黄芩15克　　柴胡3克　　生地黄30克

生甘草10克　　泽泻15克　　当归15克　　车前子15克（包煎）

土茯苓15克　　淫羊藿30克　　薏苡仁30克　　猪苓15克

半枝莲15克　　夏枯草15克　　山慈菇15克　　白花蛇舌草30克

上方日一剂，水煎分两次服。3个月为1个疗程。

10. 富碘中药是否可用于治疗甲亢？

现代医学认为，作为甲亢的主要病因和类型，Graves病患者甲状腺组织普遍高表达钠碘共同转运体（NIS），能过度吸收人体的碘，进而过度合成与释放甲状腺激素，长期、大量使用海藻、昆布等富碘中药，可造成"脱逸"现象，进一步加重甲亢病情。故在甲亢治疗中，避免高碘一直是中西医公认的理念。然而迄今为止用于治疗甲状腺疾病的中药多为富碘中药，这成为中药治疗瘿病的临床矛盾之一。基于此，部分医家提出，富碘中药的确可化痰祛瘀，软坚散结，缩小肿大甲状腺，但无法平抑甲亢，当选用含碘量相对较低的夏枯草、玄参、浙贝母等中药，既可消瘿软坚散结，也可清热养阴、理气化痰，故消瘿与平抑甲亢并举，对甲亢治疗大有裨益。值得注意的是，近期的许多研究表明，高碘制剂与抗甲状腺药物短期联合治疗甲亢，既可减少后者的用量，减轻不良作用，还可快速达标，并降低复发率。2014年，日本学者Okamura等研究发现，Graves病患者在抗甲状腺药物治疗后出现不良反应，改为碘化钾治疗后甲亢迅速缓解。同年，另一个日本团队通过单中心研究证实，初诊断、未用药治疗的Graves病患者在用碘化钾治疗后病情迅速得到控制。这引起了甲状腺疾病专家的重视。2015年的研究进一步证实，在Graves病女性妊娠早期将甲巯咪唑改为碘化钾治疗可减少新生儿先天畸形的风险。同时，在另一项前瞻性对照研究中，研究者通过比较中重度Graves病起始治疗时接受每日甲巯咪唑15mg＋无机碘38mg与单独给予每日甲巯咪唑30mg进行了比较，结果发现，前者治疗后甲状腺功能控制达标时间更短，药物不良反应严重导致停药的比例更少，缓解率更高。这与古代中医采用富碘中药治疗瘿病的方法不谋而合，但却对高碘可致"脱逸"并加重甲亢病情的传统观念提出了重要挑战，与此同时也为甲亢的治疗提供了新思路。但值得注意的是，上述国外研究中，部分患者同样存在"脱逸"现象，故部分研究在患者血清游离 T_4 恢复正常时，即停用碘制剂。故临床应用中，仍需谨慎对待富碘中药，对于合适患者可考虑应用，但需注意"中病即止"，不可过服、久服，以免出现"脱逸"现象。

11. 中医学对甲减病因如何认识？

甲状腺功能减退症（简称甲减）中医学无对应病名，根据本病临床主要表现为元气亏乏、气血不足、脾肾受损的阳虚证候，一般将其归属于中医学"虚劳"之气虚、阳虚或"水肿"之范畴。

《理虚元鉴·虚证有六因》对虚劳的病因做了全面的归纳和总结，"有先天之因，有后天之因，有痘疹及病后之因，有外感之因，有境遇之因，有医药之因"。概而言之，甲减病因可分为先天因素和后天因素两大类，而后天因素又可有情志不遂、水土失宜、饮食失宜、劳倦内伤、误治失治等几个方面。

12. 中医认为情志不遂是如何导致甲减发生的？

《济生方》载"夫瘿病者，多由喜怒不节，忧思过度而成斯疾焉"。随着现代社会压力日益增大，越来越多的人不良情绪得不到适当宣泄，久之则肝气郁结、气机不畅，以致津液不布，水湿聚而生痰，痰浊化火，灼炼津液，则痰凝结于颈部而发为本病。临床上，许多甲减患者都有胸胁闷胀、急躁易怒、咽中哽咽不适等气滞痰凝的表现，且上述症状的轻重又与患者情志调畅与否密切相关。

13。甲减的中医病机是什么？

甲状腺功能减退症以脾肾之精、血、气、阳虚弱为主要病机，因虚致实，不能化气行水，出现水湿内停，继而不能推动血液流行，出现血瘀停滞。

14。甲减中医辨证要点有哪些？

甲状腺功能减退症以虚（阳虚或气虚）为主要病机，但甲减始于脾气虚，在此基础上脾失运化，肾失温煦，水湿内停，精明失充，气血生化乏源，变生诸症，故始终贯穿以"虚"为本，在脏腑始终不离脾肾二脏。脾虚则运化不及，水湿内停，泛溢肌肤；或脾不生血，则气血亏虚。肾藏精，主水，司二便。肾阳虚，则不能主水，二便失摄，周身失于温养，则畏寒；肾阴虚，阴精不能上充于脑，灌充百脉则健忘。因此，甲减中医辨证应兼顾脏腑、阴阳、气血、水湿。

15。甲减中医治疗原则是什么？

本病的辨证应始终不忘"补气、温阳、养精"三大法则，兼湿者利之，兼瘀血者化之。

（1）补气温肾为先：甲减表现为一派脾气虚或肾阳虚之征，因此，补脾气、温肾阳为治疗甲减的基本法则，宜先后天同治。

（2）滋阴养精固本：精血互生，阴阳相生，精不化为水，阳不化气亦为水，发为水肿。甲减皮肤苍白多屑，毛发枯稀脱落，表情呆痴，反应迟钝，智力减退，视力、听力、嗅觉、味觉迟钝，此皆为髓海空虚，精血不足之征象。精足水自消、血自旺，髓足智自增，故宜滋阴养精以固本。

（3）不忘活血利水：痰湿内停，瘀血内阻，当加入活血、利水、化痰之品，如二陈汤、丹参饮之属。

16. 中医如何辨证论治甲减？

（1）脾阳（气）不足证

主症：反应迟钝，肢体困倦，少气懒言，纳少，腹胀（饭后尤甚），大便干结，面色萎黄或㿠白，下肢或全身水肿，舌淡苔白，脉缓弱，为脾气虚；若兼见四肢不温，肢体困重，或白带量多质清稀而冷，舌淡胖，苔白滑，脉沉迟无力者为脾阳不足。

治法：温补脾阳。

方药：附子理中汤加减（附子6克，干姜6克，黄芪30克，党参15克，白术10克，茯苓30克，远志10克，当归15克，大枣5枚）。

脾气虚与脾阳虚可以合并出现，或互相转化，补气不忘温阳，温阳不忘补气，出现水肿者不忘利水。

（2）气血两虚证

主症：面色萎黄，神疲乏力，少气懒言，反应迟钝，纳呆腹胀，畏寒怕冷，四肢不温，月经量少或闭经，舌淡胖，边有齿痕，苔薄，脉细弱。

治法：补气养血。

方药：十全大补汤加减（黄芪30克，当归15克，白芍15克，熟地黄15克，川芎10克，党参15克，茯苓30克，白术10克，附子6克，肉桂6克，丹参30克，枸杞子15克）。

补气与补血并举，以气血相生，可在补养气血的基础上适当加入补肾之品。

（3）脾肾阳虚证

主症：面色㿠白，面部臃肿，表情淡漠，神疲嗜睡，反应迟钝，畏寒肢冷，纳呆腹胀，腰酸背痛，皮肤粗糙，下肢明显，伴有水肿，按之凹陷即起，男子勃起功能障碍，女子闭经，舌质淡胖，边有齿痕，苔白，脉沉迟。

治法：脾肾双补，温阳利水。

方药：济生肾气丸加减（附子6克，肉桂6克，熟地黄30克，茯苓30克，山药15克，山茱萸10克，牡丹皮6克，泽泻10克，牛膝10克，车前子15克，菟丝子15克，淫羊藿12克）。

温阳补肾以甘温为主，温阳不忘滋养精血，且忌一味温阳，以免耗伤阴血。

（4）阴阳两虚证

主症：有脾肾阳虚诸证外，尚有五心烦热，大便燥结，口舌干燥，皮肤粗糙，视物模糊，失眠多梦，月经量少，舌红少津，苔薄黄，脉细数。

治法：温肾养气，填补精血。

方药：右归饮加味〔熟地黄30克，鹿角胶25克（烊化），山茱萸12克，枸杞子15克，山药15克，白芍15克，菟丝子15克，巴戟天12克，肉苁蓉30克，五味子10克]。

补肾采用温润之品，滋阴不伤阳，温阳不耗阴。

17。中医治疗甲减有何优势与不足？

中医药治疗原发性甲减疗效确切，可显著改善患者畏寒、水肿、纳呆、便秘等症状，轻微升高甲状腺激素水平，而且可针对患者症状的多样性，采取辨证施治的个体化原则。由此可推测，中医药可能通过整体调节，改善甲状腺本身及全身组织细胞功能而发挥作用。然而，甲减作为最为常见的内分泌疾病之一，其病因病机复杂，症状变化多端，辨证分型繁多，缺乏统一客观的定性定量标准。此外，中医药治疗甲减的临床研究样本量普遍较小，其可靠性仍旧存疑；临床症状改善的评估体系缺乏国际认可的标准；更为关键的是，中医药治疗甲减的作用机制尚未清楚。值得注意的是，由于中药内不包含甲状腺素成分，未能从根本上解决甲减所致的甲状腺激素缺乏。因此，其无法取代甲状腺激素替代治疗。

18。中医如何膳食调养甲减？

甲状腺功能减退症患者可选择一些温补的中药煲汤食用，如当归生姜羊肉汤，辅以黄芪、西洋参、枸杞子、桑葚子等。薏苡仁、赤小豆有健脾利水消肿作用，对甲减患者很有好处。十字科蔬菜（如包菜、花菜、萝卜、芥菜等），有调节免疫的作用，但甲状腺肿大和结节患者要少吃。因为这些植物含有一种刺激甲状腺的物质硫氰酸，多吃可引起甲状腺肿大加重。微量元素硒对抑制甲状腺肿瘤，调节患者免疫功能有一定帮助。富含硒的食物（如番茄、芦笋、芝麻、蘑菇等），可多食用。

19. 甲状腺自身抗体升高如何进行中医药治疗？

自身免疫性甲状腺疾病常伴有高TPOAb血症、高TgAb血症。中医药治疗仍应该以辨证为前提，结合病变，适当选用具有免疫抑制作用的中药。常用的具有免疫抑制或免疫调节作用的中药有：雷公藤、山慈菇、白花蛇舌草、半枝莲、莪术、石见穿、黄芪、仙灵脾、黄药子等。有些中药具有一定的毒副作用，需注意监测肝肾功能，适当加用扶正减毒之品，以减轻副作用，提高疗效。

20. 甲状腺癌术后如何进行中医药调护？

甲状腺癌属于中医"石瘿"范畴，术后病机往往有气阴亏耗，癌毒久留，缠绵迁延。中医药治疗应以培补气阴为主，适当辨病选用抗癌中药，提高疗效，减少肿瘤复发。如肺阴亏耗、失眠健忘者可选用沙参麦冬汤加减；食欲不振、似饥非饥、嘈杂饱胀者可选用益胃汤加减；肝阴亏耗、脾气暴躁、盗汗失眠者可选用一贯煎加减；亦有怕冷恶风、腰膝酸软、阴阳两虚者可选用桂附地黄丸。

21. 放射性碘治疗后如何进行中医药调护？

由于放射性碘治疗后甲状腺细胞破坏，继而甲状腺激素释放引起一过性高甲状腺激素血症，可能会造成患者心悸、手抖、失眠等不适。患者往往表现为阴虚火旺、郁而化热之证，给予滋阴清心、安神养心之剂可减轻患者不适感。

放射性碘治疗后，30%～70%的患者往往会并发甲减，表现为乏力、畏寒、易疲劳，出现脾肾亏虚、阳弱气衰的表现，此时在甲状腺激素替代治疗的同时，加用益气温阳中药、补益脾肾方药，可明显改善症状，提高患者生活质量。可配合气功、食疗，长此以往，可显著改善精神状态及机体功能。

22. 甲状腺相关非特异性症状的中医药治疗有哪些？

对于甲状腺非特异性症状的中医药治疗，仍然需要抓住关键病机，发挥中医整体观念，在整体辨证的同时，结合局部辨病，有针对地选用适当方药，改善症状。

如颈部疼痛不适者加用疏经活络、通利关节之品，如路路通、海风藤等。

口干者可加用生津止渴之品，如天花粉、麦冬、乌梅等。

自汗盗汗加用止汗和营之品，如浮小麦、瘪桃干等。

痤疮明显者可加大清热解毒、凉血疏风之品，常用蛇舌草、紫地丁、丹参、丹皮、密蒙花等。

乏力者可加重培补气阴之品，如黄精、仙鹤草等。

便秘者重用甘寒养阴之品，如生地、玄参等，仿增液汤增水行舟之意。

颈前肿大加用散结消肿之品，如夏枯草、白芥子、黄药子等。

突眼者，当予和络散结明目，重者加用通络破血之品，如枸杞、菊花、莪术等。

肢体水肿者可于消肿利水之品，如茯苓、泽泻等。

流产或习惯性流产者多以安胎固肾为主，根据寒热偏性辨证使用，如黄芩、寄生清热安胎，白术、黄芪、杜仲，补气固肾安胎等。

23. 甲状腺疾病常用中成药有哪些？

（1）逍遥丸：功能疏肝健脾、养血调经。用于肝气不舒所致月经不调、胸胁胀痛、头晕目眩、食欲减退。可用于桥本甲状腺炎、甲状腺结节等见肝气不疏、血虚脾弱者。药物组成：柴胡、当归、白芍、白术（炒）、茯苓、炙甘草、薄荷、生姜。

（2）天王补心丹：功能养血安神、滋阴补心。可用于甲亢患者失眠心悸，证属阴虚血少、神志不安。见心悸失眠、虚烦神疲、梦遗健忘、手足心热、口舌生疮、舌红少苔、脉细而数。药物组成：人参（去芦）、玄参、丹参、茯苓、远志、桔梗、生地黄、当归（酒浸）、五味、天门冬、麦门冬（去心）、柏子仁、酸枣仁（炒）。

（3）藻药散：海藻（酒洗）30克，黄药子60克，上药研为细末。每日服用2克，功能为化痰解毒，治疗痰毒壅结型甲状腺疾病。

（4）夏枯草口服液：清热散结，可用于甲状腺结节。

24。肝功能异常如何用中医药治疗？

中医药对保肝降酶有独特的疗效，甲状腺疾病患者经常会合并肝功能损伤，包括疾病本身以及药物性肝脏损伤，临床仍能要根据辨证原则，分型论治。根据我们的经验，以湿热蕴结、肝郁化热者多见，我们运用经验方复方虎杖颗粒（如虎杖、茵陈、五味子等）等取得较好的疗效，通常疗程为1～3个月，转氨酶可稳定下降且不易反弹。当然，亦有脾胃虚寒、寒湿蕴结，转氨酶顽固不降者，可予茵陈术附汤加减。

25。白细胞减少症如何用中医药治疗？

甲状腺功能亢进症患者，部分患者在发病前就有白细胞下降的趋势，亦有部分患者因药物毒性损伤所致，亦可以进行中医治疗。在控制基础病的同时，适当选用具有升白作用的中药，可有效提升白细胞。根据我们的经验，甲亢合并白细胞下降患者的中医病机总属肝郁血热、热伤血络，亦或气阴亏耗所致。临床常用有效方剂（如犀角地黄汤、清营汤、茜根散、黄连阿胶汤、生脉饮等）。在辨证的同时，加用具有升白细胞作用的中药往往可提高疗效，常用药物（如当归、鸡血藤、仙鹤草、红景天、绞股蓝、阿胶等）。

26. 甲状腺危象时如何进行中医药应急处理？

甲亢合并危象时应掌握中西医结合的原则，迅速控制甲状腺激素的合成，减少甲状腺激素的释放，减低外周组织对甲状腺激素的敏感性，积极预防感染，维持正常体温，控制心率，纠正水、电解质酸碱平衡紊乱。在此基础上配合中医药辅助治疗，常见分型诊治如下。

（1）气营两燔，邪陷心包：症见高热，神昏，舌红，脉细数者。可予清营汤加减，亦或安宫牛黄丸送服。

（2）气阴耗竭：大汗，喘促，身热肢凉，汗出如油，舌红少苔，脉细无力，似有似无。可予生脉饮加减。

（3）阴竭阳亡：手撒肢冷，面色㿠白，舌淡，脉似有似无。急予参附汤或参附注射液治疗。

需要注意的是，甲状腺危象仍以西医紧急处理为主，中医药治疗仅作为辅助治疗手段，不可一味中医药处理而延误病情。

27. 甲状腺疾病中医药治疗的常见误区有哪些？

由于现代科学技术的飞速发展，中医在如今受到了多方面的挑战。在中医药治疗过程中，仍有不少误解。

（1）盲目相信偏方验方，千人一方，包治百病。中医讲究辨证施治，以整体观念为原则，分型论治。一定要去正规医院请中医师诊断后，在医师的指导下用药。

（2）中药无毒副作用。很多中药具有肝肾毒副作用，处方必须通过中医师严密的配伍、剂量配比，达到减毒增效的作用，不可自行盲目服用。

（3）中药价钱越高，效果越好，乱用人参、黄芪进补。很多甲状腺疾病患者，虚症并不明显，痰凝、气滞或火郁阴伤，乱用温补反而助热伤阴，加重病情。

（4）中药可以完全代替或停服西药。重症甲亢需要中西医结合治疗，有的顽固性甲亢需要手术或放射性核素治疗，单纯用中药效果不明显。

28. 甲状腺疾病合并妊娠时怎样使用中医药保胎？

妊娠时，血聚胞宫养胎，可能会加重阴血亏耗、气阴亏虚之象。症见心悸、头晕，甚至腹痛持续、阴道流血。治疗应当护固胎元、控制病情。肾虚者予以益肾安胎，辅以益气，方用寿胎丸；气血两虚者，补气养血、固肾安胎，方用胎元饮；血热者滋阴清热、养血安胎，方用保阴煎。

29. 甲亢性心脏病如何使用中医治疗？

甲亢性心脏病属祖国医学"怔忡"和"惊悸"的范畴。根据辨证常见以下证型，分型论治如下。

（1）心血不足证：心中时时悸动，惊悸不安，面色㿠白，舌淡，脉细。治法：补血养心，益气安神。方药：归脾汤加减。

（2）心虚胆怯证：胆怯易惊，时时惊恐，舌淡，脉细，参差不齐。治法：镇惊定志，养心安神。方药：安神定志丸加减。

（3）心阳不振证：甲亢日久，阴损及阳，面色㿠白，怕冷恶风，舌淡，脉沉细。治法：温补心阳，安神定悸。方药：桂枝甘草合参附汤加减。

（4）心阴亏虚证：心烦不宁，悸动不安，急躁易怒，舌红，脉弦。治法：滋阴清火，养心安神。方药：朱砂安神丸合天王补心丹加减。

（5）心脉瘀阻证：甲亢反复难愈，心中惊悸反复，面色晦暗，舌暗淡，脉细涩。治法：活血化瘀，理气通络。方药：血府逐瘀汤加减。

30. 甲状腺疾病合并其他疾病时的中医药处理原则是什么？

（1）把握整体观念，抓住核心病机。

（2）主次矛盾，治疗分阶段性，扶正祛邪当分主次，不可一味补益，或攻伐伤正。

（3）辨证与辨病相结合，提高临床疗效。

（4）同病异治，或异病同治。合并其他疾病史，要详细分析病机，把握共同点。

八

预防保健篇

1. 如何预防甲状腺疾病？

近年来，甲状腺疾病的患病率和检出率有逐渐升高的趋势。因此，如何有效地预防甲状腺疾病的发生和发展显得十分迫切。

一般来讲，甲状腺疾病的预防主要针对影响发病的环境因素。由于甲状腺疾病种类繁多，故需要在了解致病因素的基础上，采取如下保健措施以有效减少甲状腺疾病的发生和发展。

（1）尽量避免儿童期头颈部X线照射。

（2）保持精神愉快，防止情志内伤。

（3）针对水土因素，注意饮食调摄，合理进食含碘的食品、保健品和药品。一般情况下，需要使用碘盐，尽量避免过量食用海带、海蛤、紫菜等。

（4）甲状腺癌患者应吃富含营养的食物及新鲜蔬菜，避免肥腻、香燥、辛辣之品。

（5）如无特殊需求，应避免过多使用雌激素，因其可能对甲状腺结节和甲状腺癌的发生起着促进作用。

（6）积极锻炼身体，提高抗病能力。

（7）定期筛查、早期诊断及治疗。

2. 人体内碘的主要来源有哪些？

自然界中的碘广泛分布于岩石圈、水圈、大气圈和生物圈。人体内的碘主要来源于食物、水和空气。其中，食物中的碘是人体内碘的最主要来源，约占总摄入量的80%。

食物碘含量一般遵循以下原则：①海产品高于陆地食物，

动物性食物高于植物性食物。海带、海藻及鱼虾类都是常见的富碘食物，其中，海带含碘量最高，干海带可达240mg/kg，含碘最低的食物是谷物类。②饮水中的碘含量较少，一般约为15μg/L（富碘地区除外），因此，每人每天通过水摄入碘量小于30μg。饮用水在加热或煮沸时，碘含量几乎没有损失，即生、熟水的碘含量没有差别。③土壤中的碘含量较少，且不同类型的土壤不尽相同。粮食、蔬菜中的含碘量取决于当地土壤的碘密度、土壤的地质学起源和离海洋的远近（直接影响植物中的碘含量）。

3. 碘盐在储存及使用过程中的注意点有哪些？

食用碘盐是目前防治碘缺乏病最有效的措施，但盐作为调味品，在居民家中存储与使用过程中还易造成碘含量的变化，导致碘摄入量不足或过量。

碘酸钾碘盐具有较高的稳定性，在自然条件下存放碘含量基本不变。家庭储存方式对碘盐有不同影响。

（1）盐粒大小影响碘含量：在最初的3～6个月内，以盐粒较大的日晒盐和粉洗盐碘损失率较高，而精制盐相对较为稳定。

（2）碘盐在家庭的存放方式影响碘盐的效果，以塑料袋密封装相对较稳定，带盖罐装次之，塑料袋开口装变异较大。

（3）温度和湿度对碘含量产生影响：敞开的盐样容易潮解发生碘迁移现象（碘随水分下降而向底部迁移），使加入的碘酸钾沉积致使下层盐测定时碘含量增加，上层盐的碘含量减少。因此，在江南多雨潮湿的环境，应提倡食用小包装碘盐，以减少食用周期，以3个月为好。同时，居民在食用过程中盐罐应加盖密封，取用时还应搅拌，使盐罐内上下层碘盐中碘含量基本均匀。

　　烹饪条件也对碘盐有影响。在煮沸、120℃低温烘烤等温度较低的烹饪条件下，碘盐的稳定性较好，未发现有明显的碘损失；但在220℃干炒、220℃油炸等温度较高的烹饪条件下，即使高温过程时间很短，也存在不同程度的碘损失，且高温油炸过程对碘盐中碘损失的影响更为明显，在油炸3分钟后碘含量减少25.0%，6分钟减少47.1%，12分钟减少66.7%，即随高温烹饪过程时间的延长碘损失亦增加。用煎、炸、炒、烤的烹调方式碘损失高于水煮方式，且随着烹调使用温度的升高、时间的延长碘损失也随之升高。此外，酸性介质可加速碘损失。在烹制菜肴过

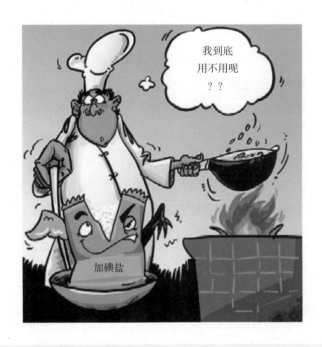

程中，植物油脂对碘盐中碘的保存率是动物油脂的十几倍。因此，制作食物时尽量避免高温油炸、油锅爆炒等烹调方式，并缩短加放食盐后的高温烹饪时间，提倡食物制熟后加盐，多吃用煮、蒸等方法制作的食物，并避免醋、盐同时入锅，以提高碘利用率。

4. 中国营养学会公布碘的最新推荐摄入量标准是什么？

2018年，中国营养学会发布的《中国居民补碘指南》，针对不同年龄及孕妇、哺乳期妇女作出了推荐摄入量和可耐受最高摄入量的参考指标。对1岁以内婴儿推荐了碘适宜摄入量的指标（表15）。需要注意的是，碘摄入量与甲状腺疾病的关系呈现了U字形的曲线，即碘摄入过多或过少都易引起甲状腺疾病。

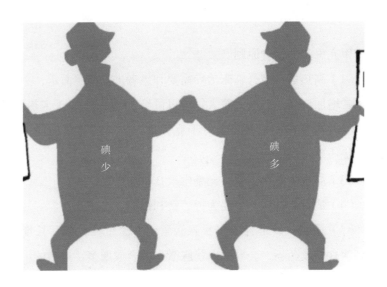

表15 中国居民膳食碘参考摄入量

人群	推荐摄入量 （μg/d）	可耐受最高摄入量 （μg/d）
0岁	85（适宜摄入量）	—
0.5岁～	115（适宜摄入量）	—
1岁～	90	—
4岁～	90	200
7岁～	90	300
11岁～	110	400
14岁～	120	500
18岁以上成人	120	600
孕妇	230	600
哺乳期妇女	240	600

5。甲亢患者的饮食怎么安排？

甲亢患者的饮食原则。

（1）高热量：结合临床治疗需要和患者进食情况而定，一般较正常增加50%～70%，每人每天可供给3000～3500千卡热量。

（2）高蛋白：每人每天每千克体重1.5～2.0克蛋白质，并保证优质蛋白的摄入量。

（3）高维生素：主要补充维生素B和维生素D。

（4）适量矿物质：主要为钾、镁和钙等。

（5）适碘：碘是合成甲状腺激素的一个重要元素。长期服用高碘食物或药物，会导致甲状腺激素的合成增多，过多的甲状腺激素释放到血液中，可引起甲亢复发或加重。因此，甲亢患者应结合病情轻重，听从内分泌医师和营养师建议，在生活中注意适碘或低碘饮食。同时，甲亢患者应注意在进行摄碘率检查和 [131] 碘治疗前需低碘或禁碘一段时间。

另外，除了上述饮食原则，下列几个方面也非常值得重视。

（1）少食多餐：避免暴饮暴食。忌辛辣、限烟酒。

（2）补充充足的水分：每天饮水 2500 毫升左右，避免咖啡、浓茶等兴奋性饮料。

（3）适当控制高纤维素食物，尤其腹泻时。

（4）注意营养成分的合理搭配。

（5）尽量避免食用海带、紫菜、淡菜等含碘高的食物。

（6）进食含钾、钙丰富的食物。

（7）病情减轻后适当控制饮食以防止体重过分增加。

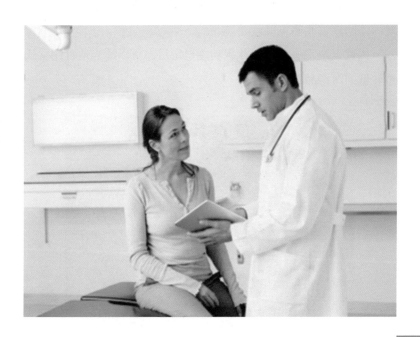

6. 甲亢患者是不是所有的海产品都不能吃？

许多人认为甲亢患者不能吃海产品，这其实是一个很大的误区。

首先，甲亢患者不是禁碘饮食，而是适碘或限碘饮食。除了在甲亢症状较重时期尽量避免摄入碘之外，病情得到适当控制后可以开始低碘饮食。

其次，人们通常误以为海产品含碘量都很高。表16列出了各类食物的碘含量。从中可以发现，海带、紫菜、虾等海产品的含碘量比较高，但带鱼的含碘量很低，远不及可乐的含碘量。

最后，海产品中还含有其他如锌等多种重要的微量元素，这对人体同样也非常重要。

因此，甲亢患者在甲状腺功能稳定后，可以适当地食用含碘量较低的海产品。

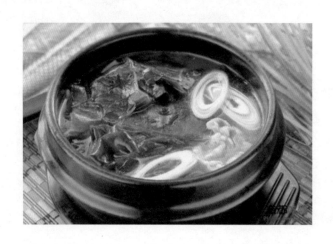

表16 食物含碘量排行榜

排名	食物名	含碘量 （μg/100g）	排名	食物名	含碘量 （μg/100g）
1	裙带菜	15878	2	甘紫菜	4323
3	鲜海带	923	4	海虹	346
5	海杂鱼	295.9	6	虾皮	264.5
7	虾酱	166.6	8	虾米	82.5
9	可乐	68.4	10	叉烧肉	57.4
11	鹌鹑蛋	37.6	12	鸡蛋	27.2
13	牛腱子肉	24.5	14	豆豉鱼	24.1
15	墨鱼	13.9	16	鸡肉	12.4
17	大豆	9.7	18	鲳鱼	7.7
19	黑鱼	6.5	20	带鱼	6.4
21	黄花鱼	5.6	22	草鱼	5.5

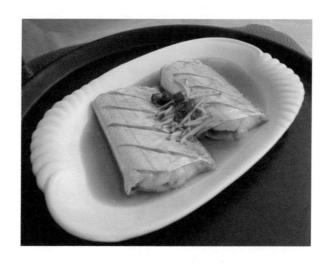

7. 甲亢患者为什么要远离烟酒？

甲亢时患者体内的甲状腺激素过多，可影响全身各个系统的功能，而产生一系列功能亢进、兴奋的临床表现。由于烟和酒同样会对身体的许多系统产生明显的兴奋、刺激作用。所以，在吸烟、饮酒后，患者会出现心率加快、手抖加重等现象，使原来一些轻微的甲亢症状变得明显起来。

因此，在患甲亢后，一方面服用抗甲状腺药物减少甲状腺激素的产生；另一方面要适当休息、避免激动、减少刺激，这样才能迅速有效地控制症状，使甲亢早

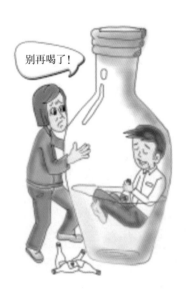

别再喝了！

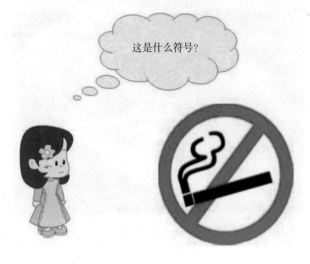

这是什么符号？

日治愈。烟酒的刺激作用，无论是对甲亢本身的病情变化，还是药物治疗效果，都会产生不利的影响。

另外，甲亢患者常有眼部病变，如突眼等，即所谓的"甲亢眼病"。吸烟会对甲亢眼病造成不良影响，可使突眼加重（详见第五篇第28问）。故为避免病情加重或尽快控制病情，患者必须要远离烟酒。

8. 甲减患者的营养原则是什么？

甲减患者在饮食上，应注意碘的合理摄入、热量和其他营养成分的补充。

对于因为缺碘引起的甲状腺疾病包括地方性甲状腺肿，应加强碘的补充。但对于非缺碘引起的甲减，不必过多摄入碘，尤其是已接受甲状腺激素替代治疗的甲减患者。对于妊娠甲减患者来说，在补充甲状腺激素的基础上，妊娠中后期应该逐渐增加碘的摄入，因为此时胎儿的甲状腺已经发育，并开始摄入碘进行甲状腺激素的合成。

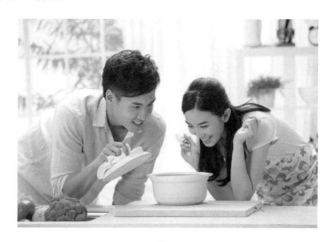

另外，合理的热量及营养成分也非常重要。甲减患者一般基础代谢率低，热能消耗减少，热量不宜过高。膳食中脂肪和碳水化合物要适当限制，对肥胖患者要采取低热量膳食，蛋白质摄入量以每千克体重1克为宜，膳食纤维要丰富，并注意补充钙。对于存在贫血的患者，应根据情况适当补充铁剂、维生素B_{12}和叶酸。

9. 甲减患者冬季如何保健？

甲减的患者由于甲状腺激素水平低，机体产热量少，所以常是耐热不耐冷，耐夏不耐冬。平时就怕冷的甲减患者如何度过寒冷的季节？这不仅需要患者坚持药物治疗，还要在日常生活中根据自身及季节特点，调节生活方式和饮食习惯等。以下是一些辅助治疗的好方法。

（1）注意防寒保暖：甲减患者的身体产热量下降，免疫力及抵抗力较差，比一般的人更容易受寒感冒，所以，更应当注意防寒保暖。甲减患者由于本身缺少甲状腺素，体温偏低，在清晨和傍晚时要减少外出活动。而且，清晨的空气质量是全天最差的时候，对有晨练习惯的中老年人来说，应当尽量推迟早起锻炼时间，避免受寒。活动锻炼可以使经络通畅、气血流通，增加产热量和增强抵抗力，但要注意防止运动过于剧烈，过度运动不仅无益于健康，还可能诱发老年人的心脑血管疾病。

（2）宜温补，忌寒凉：中医认为，各种食物有寒凉温热之性。阳气有温煦机体、促进气血运行的作用，阳虚则寒。甲减患者怕冷、喜热、乏力，多属中医的阳虚，适宜进食温补。在肉类食品中，羊肉、狗肉、牛肉等性属温热滋补，适宜甲减患者在冬季食用。蔬菜中韭菜、山药可以温阳健脾，瓜果类中胡桃肉可以补肾温阳，甲减患者宜多食用。但寒凉生冷之品（如冷饮、苦瓜、西瓜、菊花茶等）则少吃为好。

（3）低盐饮食：严重甲减患者由于黏液性水肿，常表现为手足肿胀。咸的食物会引起水、钠潴留而加重水肿。虽说甲减患者不像肾病患者那么严格要求限制食盐的摄入，但也要少吃偏咸的食品，如腌制的香肠、咸菜等。

10。甲状腺疾病患者的运动要坚持什么原则？

运动可以改善人的心情，特别是可以减轻患者紧张、焦虑等不良情绪。甲状腺疾病患者应进行适当的运动锻炼。除了有氧运动外，甲状腺疾病患者还可以做瑜伽等舒缓的拉伸运动，或也可尝试一些搏击类运动，放松心情，调整情绪。不过，由于病情所致，患者需注意以下几点。

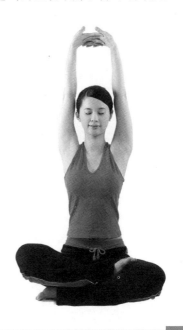

（1）因人而异：甲状腺疾病患者如果心率超过90次/分，暂时不适合运动。心率正常或者是处于病情稳定期时再考虑运动。

（2）循序渐进：运动要遵循循序渐进原则，并注意量力而行。

（3）持之以恒：让运动成为生

活习惯十分重要。适量的运动可以改善心情。甲状腺疾病和情绪关系紧密。如果能坚持运动，可以改善不良情绪，有利于甲状腺功能的调整。

11。甲亢患者能运动吗？如何运动？

甲亢是一种高代谢的疾病状态，运动会加重这种高代谢。因此，要注意运动强度和运动时间。尤其是合并甲亢性心脏病的患者，运动后心悸的症状往往会加重，所以要暂时避免运动。但在甲状腺功能稳定后，可以适当地运动。

另外，由于高代谢，甲亢患者会出现"胃口较好，但体重下降"的情况。抗甲亢的药物可以让代谢降下来，但胃口、食量往往不会立刻下降，反而因为病情好转，不良症状减少，心情愉快而食量增加，体重可能会有所增加。因此，建议患者在病情得到控制后适当运动，否则会造成新的代谢紊乱，如体重增加、相关血脂水平升高、血糖异常等。

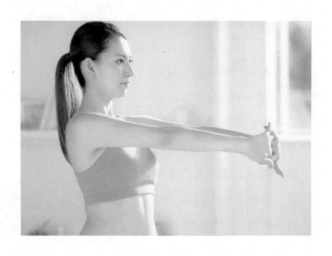

总之，当甲状腺功能稳定后，根据病情情况，在适当调整饮食量的同时，逐渐恢复运动，由10分钟开始，逐渐增加到30～60分钟。运动强度根据自己的运动能力，自我感觉良好、能耐受为宜。

12。青少年甲亢患者能正常参加体育课吗?

不少患有甲状腺疾病的青少年患者认识上有一个误区，认为患病后不能运动。尤其是甲亢患者，一般都可能申请暂停体育课。其实，这并没有必要，因为只有当甲状腺功能严重异常，机体处于高代谢的状态下，或患者出现心脏功能不全、心律不齐、心动过速时才需要停止运动。青少年儿童处于生长发育期，应该适当参加体育活动。因为运动可以促进生长激素分泌，不运动的孩子会影响身高增长，或造成情绪压抑。

13。儿童、青少年学生患甲亢是否需要休学?

甲亢是内分泌科常见疾病，目前越来越多见于青少年，尤其是学习压力较大、有甲状腺疾病家族史的人群。它会对儿童和青少年造成困扰，常见的不适症状包括心悸、手抖、出汗多、乏力、大便次数增加且大便不成形等。有部分患者会出现易怒、焦虑、急躁、睡眠不好，甚至有颈部增粗和突眼等容貌影响。这些都可能造成患者青春期忧郁、焦虑等情绪异常。但不是所有患者症状都很明显，且经正规治疗后在1～3个月大部分症状可以得到有效控制。因此，一般情况下患者不需要休学。

但个别患者甲亢反复发作，症状比较重，作息不调，情绪不稳定，严重影响了正常学习，可以考虑适当休息。

14. 甲减患者还能运动吗？

甲减患者一般会觉得乏力，下肢水肿，懒于运动，但实际上，他们更需要不同程度的运动。运动可以激发脏器功能的活力，增强机体抗病能力，尤其是可以改善血脂代谢，增强心肺功能。运动时的肌肉收缩也可以改善水液代谢，减轻水肿情况。

15. 甲减患者冬季如何运动？

甲减患者经常会有乏力、恶寒怕冷、下肢水肿等症状。冬季一般都穿着很多。因此，建议甲减患者冬季加强运动。因为运动可以增强机体功能，运动时肌肉收缩可以产热，可以使恶寒怕冷的症状得以改善。

16. 甲状腺结节患者适合运动吗？能做哪些运动？

甲状腺结节患者适合做有氧运动，如快走慢跑、骑自行车、爬山、旅游等。年轻人适合强度大些的运动，如羽毛球、乒乓球、游泳等，选择适合自己、喜欢的运动即可。年长的人可选择购物、广场舞等活动方式。抗阻运动也适合甲状腺疾病患者，如举重、拉力器运动、弹力绳、弹力带运动等。瑜伽等柔韧拉伸运动也不是禁忌，结合自身身体情况，感兴趣的可以采纳。

17. 甲状腺疾病患者适合做音乐治疗吗？如何开展？

因为甲状腺疾病的发病与情绪也有一定关系。很多研究都表明音乐是调整情绪的一个好方法。因此，甲状腺疾病的患者很适合开展音乐治疗，以舒缓情绪。

甲状腺疾病患者每天可以不定时地听约半个小时的音乐。音乐的种类一般推荐舒缓的类型。如果患者并不喜欢此类音乐，或者听此类音乐后没有觉得情绪稳定，那可以根据临床症状、舌苔脉像辨证分型，寻找专业人士，结合个人喜好，帮助选择适合的音乐。

18. 甲状腺疾病患者怎样才算心理健康？

要判断一个人是否心理健康，不太容易。因为人皆有七情六欲，常会被生活和工作的烦恼所困。有人认为，快乐就是心理健康，而其他人可能会觉得身体好就是心理健康，或者不太发脾气就是心理健康，这些看法都具有一定的片面性。

人的健康，包含身体健康、心理健康和社会适应能力，身体的不健康可能造成心理异常和社会适应能力下降。因此，甲状腺疾病患者可能合并存在心理异常，反过来，心理异常（如抑郁、焦虑等），也可能诱发甲状腺疾病。世界心理卫生联合会给出了4条心理健康的标准：①身体、智力、情绪十分协调。②适应环境，在人际关系中彼此能谦让。③有幸福感。④在工作和职业中，能充分发挥自己的能力，过着有效的生活。

然而，并没有绝对的心理健康，每个人都有或多或少，或者在某个阶段都有可能存在一些心理上的烦恼和困惑。因此，了解心理健康的标准，是为了让我们更好地识别和恰当地调节。

19。甲状腺疾病患者的生活调整目标是什么？

传统的健康观是"无病即健康"，现代人的健康观是整体健康，世界卫生组织提出"健康不仅是躯体没有疾病，还要具备心理健康、社会适应良好和有道德"。

从发病的角度看，现代人的患病因素越来越复杂多变，包括了遗传、环境、精神刺激、体质等，而其中精神刺激因素越来越明显。甲状腺疾病是在发病、治疗和预后各方面都受到心理因素明显影响的身心疾病。随着甲状腺疾病患病率的逐年增加，除了环境和遗传因素之外，情绪逐渐成为较为重要的因素。在临床上，很多甲状腺疾病患者纠结于各种生理指标的涨跌变化，生活变得紧张、负担重。那么，困扰患者的就不仅是疾病本身，还有不良的心境，生活质量大为下降，忧郁、焦虑等负面情绪如影随形。

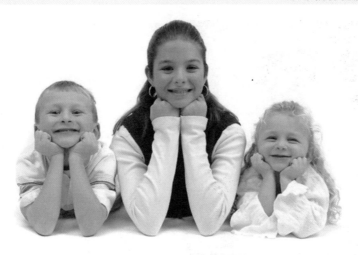

现代人的追求包括了物质和精神两个方面，对疾病的态度也应有更加全面的认知。相对的健康，绝对的快乐，在客观生理指标平稳的情况下，管理好自己的情绪，提高主观幸福感是甲状腺疾病患者生活调整的目标。

20. 甲状腺疾病患者的心理行为特点是什么？

甲状腺疾病患者在心理及行为方面存在着共同而明显的特点，主要包括以下几个方面。

（1）急、快：在生活中，很多甲状腺疾病尤其是甲亢的患者都是急性子，对工作认真负责，对家人细致体贴，做事情雷厉风行，自我意识很强，给人能力强和效率高的感觉。这些性格特点在给患者带来益处的同时，又让他们更容易陷入情绪障碍的困扰。因为急性子和行动快会让身体随时处于应激状态，机体需要

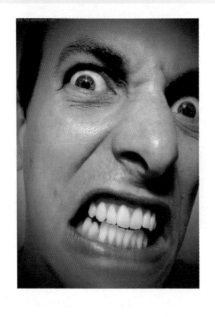

调动更多的能量以应对这种非常状态。

（2）烦、躁：有些甲状腺疾病的患者总是有操不完的心，烦不完的事，看什么都不顺眼，什么事情都想管，或者有特别多莫名的担心、叹气。从中医七情（喜、怒、忧、思、悲、恐、惊）的角度，烦、躁使忧思太多，气机失调，津液代谢不畅，凝聚生痰，聚于颈前。

（3）压抑、紧张：甲状腺疾病在白领上班族，甚至是学生中的发病率越来越高，这与高压的生活和学习环境密切相关。现代社会的生活节奏快，竞争压力大，很多人难以摆脱繁忙的工作和学习，复杂的人际关系。这是导致很多患者心理压力大的社会环境因素，也是难以避免的社会现象。

（4）缺乏自我调节能力：学会自我调节对甲状腺疾病患者非常重要，但很多患者正是缺乏这种能力，尤其表现为情绪表达能力差。情绪要有感知的能力，同样还要有准确描述的能力。有很多患者感觉情绪不佳，但却很难用言语描述是怎样的心情。比如，患者总是觉得忧心忡忡，这可能就是焦虑的表现；也有的感觉对事物提不起兴趣，这就可能是抑郁的前兆。当然，这种能力也受到文化水平和语言表达能力的影响，但更多的还是因为患者对情绪表达与描述一贯采取压抑的处理方式，这显然是不利于情绪的宣泄和调节。

21. 情绪对甲状腺疾病有影响吗？

情绪已被公认为是应激与心身疾病的中介，应激通过患者的认知评价系统，最终转化为患者的情绪反应。负性生活事件、应付方式不良及社会支持少等导致负面情绪，负面情绪作用于易患机体后，可诱发以下两种机制。

（1）通过下丘脑-垂体-甲状腺轴，引起促甲状腺激素（TSH）和甲状腺激素水平波动。

（2）诱发体内免疫功能紊乱，引起免疫耐受、识别和调节功能变化，产生免疫相关抗体，也会影响甲状腺激素的分泌水平而导致甲亢或者甲减。另外，当患者存在明显的焦虑、抑郁等负性情绪时，下丘脑边缘系统释放某些神经递质或肽类物质作用于外周免疫系统，造成免疫系统的失衡而诱发甲状腺相关疾病。

另外，从中医学的角度，甲状腺疾病属于瘿病的范畴，而中医理论认为瘿病的发病机制是气滞、痰凝、血瘀壅结颈前，病因以情志内伤、体质因素、饮食及水土失宜为主。中医理论认为，情志的异常变化可直接影响脏腑的气机，会致使气滞不行，气机紊乱，进而影响体内津液代谢，血液运行，生痰致瘀。

所以，有人开玩笑说"我的脖子是被气大的！"也不是没有道理，因为甲状腺总是难以过"情"关！

22. 是什么在影响心情？

（1）激素水平：人体内有多种激素可以影响人的情绪，如肾上腺激素、甲状腺激素、性激素等。甲状腺产生两种激素：T_4和T_3，这些激素在人体各项运作过程中起到广泛的作用，如调节体温、心跳和认知功能。过多的甲状腺激素会加速身体的新陈代谢，导致产生诸如出汗、心悸、消瘦、焦虑等症状，而过少则会引起身体疲惫、增重、行动迟缓、抑郁、无法集中精神以及记忆问题等。在一些有抑郁、焦虑和其他精神困扰的患者身上，医生经常会发现他们的甲状腺激素水平异常。

（2）个性特征：个性是人们一贯形成的较为稳定的言语方式、行为方式和情感方式等，是产生情绪问题的根源。不同的病前性格特征可能导致不同的心身疾病。很多研究都发现，甲亢患者可能常表现为好动、易兴奋、急躁、敏感、多猜疑、好强、自尊心强等。过于明显的某种性格特点容易导致长期的情绪障碍，这可能是发病的前奏。

（3）应对方式和社会支持：良好的应对方式能改变个体的主观认识，提高个体解决问题及改善情绪的能力。有很多研究都发现，甲状腺疾病患者在遇到困难时寻求帮助的倾向明显不高，负性应对方式大于正性应对方式，提示患者有应对方式不良的特点。在个体心理水平上，社会支持一方面对应激状态下的个体提供保护，即对应激起到缓冲的作用；另一方面对维持良好的情绪体验具有重要的意义。

应对方式不良及社会支持少不能有效缓冲各种压力和冲突，可能是社会心理因素导致甲状腺疾病的重要原因之一。

（4）负性生活事件和精神障碍：长期的精神创伤、过度悲哀、紧张和愤怒等心理变化及精神障碍，与甲状腺疾病的发生也有着密切的关系。在临床中，很多甲状腺疾病患者在病前都有不同程度的情绪问题或者负性生活事件的发生。

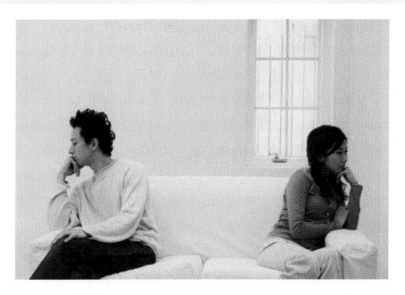

23. 如何调整好心态？

（1）慢的力量：对甲状腺疾病患者来说，适当地放慢脚步会发现生活更多的美好和精彩。放慢思维，降低要求，既不要冲动，也不必面面俱到，别太在意别人的眼光，放下身上的负担。控制情绪，甲状腺疾病患者的情绪反应都来得很快，很强烈，控制力差。其实不应该控制情绪而是学会管理情绪，将合理的情绪表达出来，收敛不必要的任性。放慢行动，甲状腺疾病患者总是有着很强的责任心和行动力，这是在无形中增加了压力，很多时候紧张却也不知道为什么紧张，要放慢脚步，学会享受过程。

（2）少想多做：多虑多思是很多甲状腺疾病患者的性格特点。大事心烦，小事过不去，而且，很多时候想控制也控制不住。这其实是一种强迫思维的倾向，这与患者敏感、多虑、追求完美的性格有关。所以，与其花很多精力和时间控制不去想，不如让自己降低要求，放下责任，行动起来，给自己找点事做，转移注意力。

（3）适当宣泄：情绪是非理性的，情绪也是种力量，适当的宣泄就能起到有效的缓解情绪的作用。倾诉是最好的宣泄情绪的方式，很多患者总认为讲出来会被人笑话，或者不被人理解，更多选择压抑的方式处理。要明白，每个人都可能在不同的环境、时间、经历等条件的影响之下出现或轻或重的心理问题，只要积极面对，总会走出阴霾。要学会把烦恼讲出来，扩大自己的生活圈，需求各种社会支持。

（4）学会放松：人在紧张的时候身体时刻处于应激状态，机体的各种功能被充分调动起来，呼吸和肌肉的紧张是最明显的外在表现。通过放松训练可以很好地调整机体应对紧张和压力时的反应，放松的方法有很多种，如呼吸放松、肌肉放松、音乐疗法、冥想疗法等。

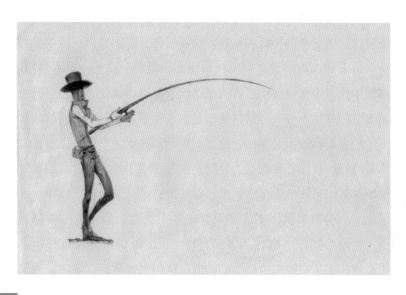

24. 如何应对冲动的情绪？

对于很多甲状腺疾病的患者，易怒，冲动甚至沮丧是很难控制的情绪问题。为此，给大家一些建议和参考。

（1）情绪是自己的，尝试接纳它。

（2）做情绪的主人，当它到来时，好好地迎接，看看它是一种什么样的状态，如生气、恐惧、伤心等。

（3）为情绪出现找到理由，不要放过想法这个罪魁祸首。

（4）与情绪交流，寻找更合理的反应方式。

（5）反复尝试以上的方法，直到形成自动化习惯。

25. 抑郁情绪的自我调节方法有哪些？

抑郁是甲状腺疾病患者最为常见的症状甚至是合并症，那么如何排解难以释怀的忧郁情绪呢？

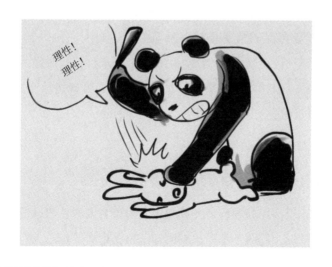

（1）运动疗法：运动可以中止脑海里滔滔不绝的抑郁杂念。在运动时这类思想很少自己跑出来。即使出现，只要你把注意力转移到呼吸上、脚上或脊椎的感觉上，就足够送走它们了。运动的方式有很多，你可以选择每天坚持慢跑20分钟，骑自行车1小时，每周5次；瑜伽或太极，每周2小时等。另外，参加各种集体运动也非常好，除了运动本身之外，还可以扩大自己的人际圈，增加交流的机会。

（2）认知行为疗法：任何人都有一些针对他们自身的无意识观念，这些潜藏的观念会影响他们随后的行为。抑郁的出现，不是因为客观的事情或事物本身引起的，而是患者主观上如何认知它们。抑郁被认为是因患者歪曲的、消极的、有偏见的思维方式引起。一个人之所以会产生抑郁，是因为他认为世界就是他认为的那个样子，而实际上并非如此，世界不可能像他想象的那么晦暗或不好。抑郁让人从悲观的角度来考虑问题，阻碍了人的正常意欲和行动。由于思想上的偏颇，会造成行动上的错误，所以，这种恶性循环必须被切断。

认知疗法就是通过找出抑郁者的认识偏颇、情感和行动的关系，来帮助患者修正偏颇，并改善症状。其中，写日记就是一个很好的自我认知调整的方法，用日记来记录自己的假想。发现这些假想后，驳斥它们，要让抑郁患者认清：哪些情形是真实的，而哪些仅仅是一个观念。

26. 怎么甩掉不必要的焦虑？

对于很多甲状腺疾病尤其是甲亢的患者来说，焦虑的情绪总是如影随形、摆脱不掉，患者明知道自己没必要担心，但总还是放不下。因此，不妨从下面几个方面尝试问问自己，重新选择是否需要焦虑。

第一，问自己，你的焦虑是否有效，如果不是，就不要产生不必要的焦虑。

第二，所有焦虑的核心问题之一就是你对待不确定性的态度。你是否愿意接受不确定性？

第三，识别你的期望是什么，一天用30分钟写下你的焦虑，然后放在一边，这样你就不会整天都闷闷不乐。

第四，看看你焦虑的范围，是否关系到你的核心问题。比如，你非得要完美吗？你非要比任何人都出色吗？你是否认为如果你没有成家，你就不能生活？

第五，你如何对待失败？焦虑者倾向于认为失败是灾难性的，他们往往相信如果他们想到失败，他们就会失败。其实，人们担忧的绝大多数事情往往有相当积极的结果。

第六，使用你的情感而不是焦虑。焦虑者的问题之一是他们永远生活在从来没有出现的未来。最好的办法是试着并努力将思想集中在尽可能好的现有时刻，就是尽情享受此时此刻。

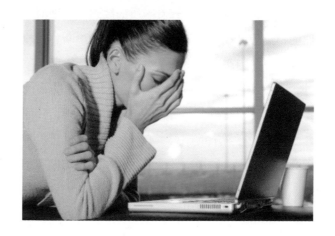

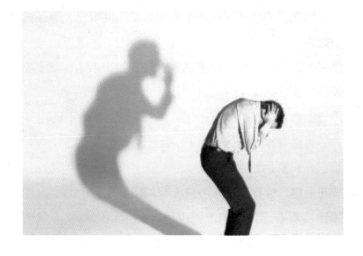

27. 心理治疗有什么作用？

当自我调节不能很好地起到应有的效果，或者患者的情绪问题已经影响了社会功能，心理治疗无疑是值得考虑的。但很多患者对心理治疗存在各种偏见，认为心理治疗就是思想教育，就是聊聊天。其实，心理治疗作为医学的一门学科，有着严谨的理论基础和诊疗程序，与思想教育有着本质的区别。心理治疗师运用专门的理论和技巧寻找心理障碍的症结，予以诊断、治疗，对治疗者持客观、中立的态度，而不是对来访者进行教育。

另外，有些心理障碍同时具有神经生化改变的基础，需要结合药物治疗，更不是教育能解决的。谈话是心理治疗的主要形式，但并不是一般意义上的聊天。心理治疗的谈话可以分为以诊断求助者心理问题为目的摄入性谈话，和以纠正求助者不合理的认知观念、挖掘求助者心理问题的根源为目的的咨询性谈话。它和漫无目的的聊天有本质的不同。除了谈话以外，心理咨询还有其他方法和手段，如心理测验、行为训练、艺术治疗、催眠治疗、角色扮演和团体活动等。

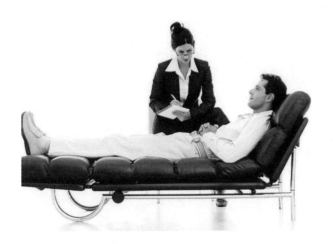

附　录

缩 略 词 表

英文缩写	中文全称
AITD	自身免疫性甲状腺疾病
AST	急性化脓性甲状腺炎
CNB	粗针活检
DIT	二碘酪氨残基
DON	甲状腺相关性眼病所致的视神经病变
ESR	血细胞沉降率
FNAC	甲状腺细针穿刺细胞学检查
FT_3	游离三碘甲状腺原氨酸
FT_4	游离甲状腺激素
GD	Graves病
GO	Graves眼病
HT	桥本甲状腺炎
LT_4	左甲状腺素
MIT	一碘酪氨酸残基
T_3	三碘甲状腺原氨酸
T_4	甲状腺激素
TBG	甲状腺结合球蛋白
Tg	甲状腺球蛋白
TgAb	甲状腺球蛋白抗体

续　表

英文缩写	中文全称
TPOAb	甲状腺过氧化物酶抗体
TRH	促甲状腺激素释放激素
TSH	促甲状腺激素
TT_3	总三碘甲状腺原氨酸
TT_4	总甲状腺激素

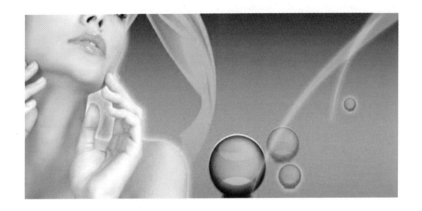